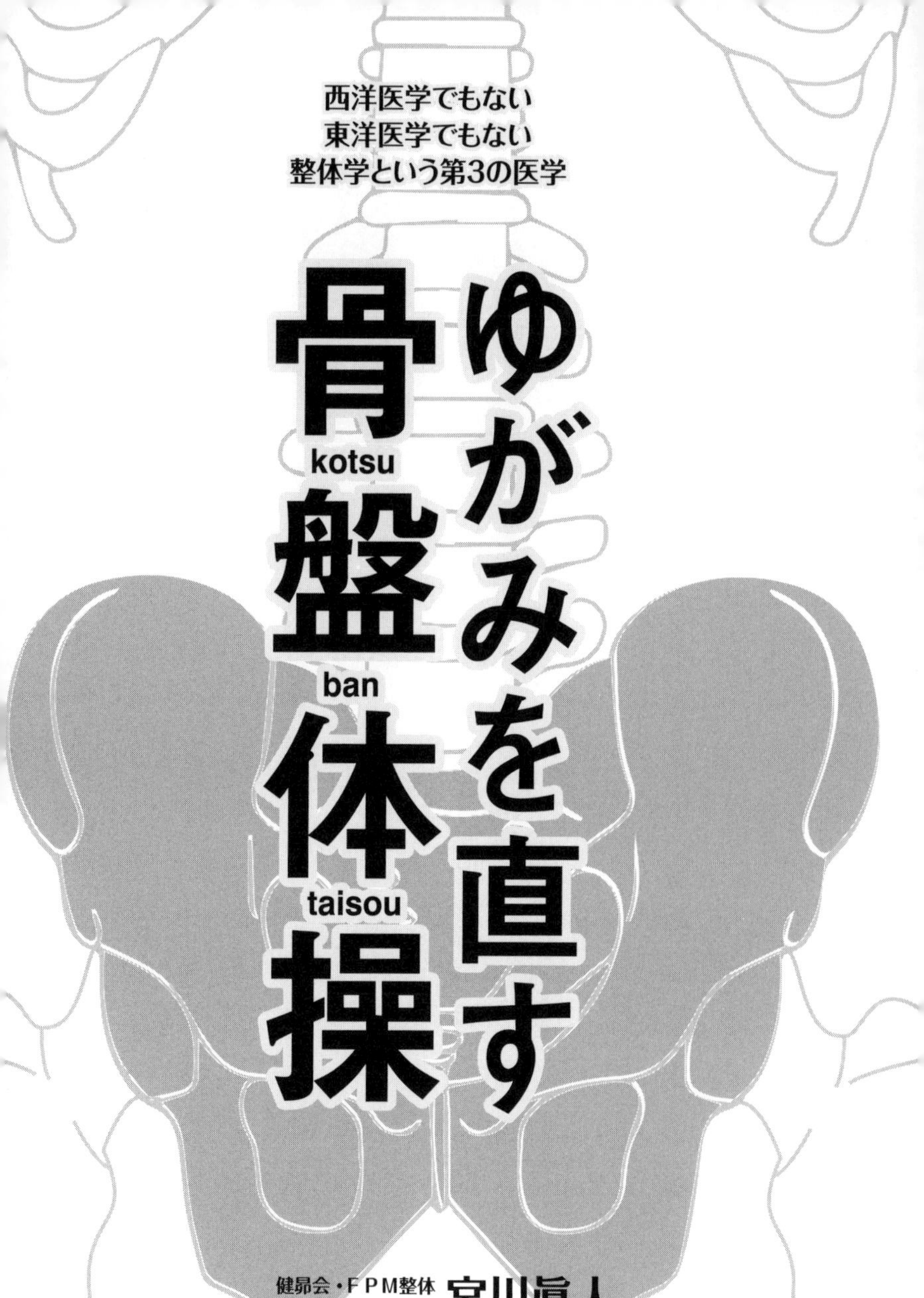

西洋医学でもない
東洋医学でもない
整体学という第3の医学

ゆがみを直す骨《kotsu》盤《ban》体操《taisou》

健昴会・ＦＰＭ整体
体操研究所 代表 宮川眞人

彩図社

はじめに

なぜ人の体は歪んでしまうのか、ゆがみは体にどのような影響を与えるのか。

私は整体師として指導の現場で、体の不調に悩む人の体に触れながら、長年このことについて考えてきました。そしてその答えをまとめた、『ゆがみを直す整体学』を上梓し、幸いなことに大変多くの方に手に取っていただきました。

ゆがみというのは、目や口などに現れるような容姿的なゆがみに留まらず、肥満や病といった様々な体の不調にも繋がっていくこと、そしてゆがみの原因は肩胛骨《けんこうこつ》と股関節《こかんせつ》にあることを、『ゆがみを直す整体学』ではご紹介しました。

しかし、その後さらに臨床経験を重ねた結果、体が歪んでいる人には、骨盤にある共通したゆがみの形があることに気づいたのです。

そして、この骨盤に対して体操でアプローチをすることこそが、皆さんがご自宅でも、わかり易く、ゆがみを矯正できる方法であるという結論に達し、本書を執筆することにしました。

ただし、骨盤の動きに関しては、いろいろな人が様々な見解を述べています。そして、多くの場合、ただ股関節を柔らかくすれば良いということに終始しているように感じられます。

たしかに、大きく開脚ができ、ベターッと前に倒れることができれば、それだけで一見柔らかく、良い体であるように見えるでしょう。

しかし、大きい関節、つまり、股関節や肩関節だけが柔らかくても、良い体とは言えません。**目指すべき体は、単に「股関節や肩関節のみが柔らかいためにベターッと開脚できる」という状態ではないのです。**

もし単に体が柔らかいことがゆがみを作らない条件であるとすれば、ヨガやバレエをやっている人は体が歪むことなく、不調も出ないことになります。しかしながら、実際はヨガやバレエをされている方の中にも、ゆがみや不調を感じている方がたくさんいらっしゃいます。

もっと違う場所に、股関節や肩胛骨の弾力を支配している場所があるのです。そこに正確にアプローチしなければ、ゆがみによる体の不調は改善できません。

そこで問題なのは、直接お会いできない皆さんに対し、紙面で、骨盤のゆがみというものを、わかり易くお伝えし、正確なイメージを持っていただくためには、どうしたら良いかということでした。

そして試行錯誤した結果、紙コップを使えばわかり易いと思いつきました。

人体には骨盤・肩胛骨・蝶形骨《ちょうけいこつ》（頭部）の骨の連動3構造があるのですが、紙コップを加工することで、その連動構造を表現することができると気がついたのです。

本書では、この骨盤紙コップを利用して骨盤のゆがみを説明したいと思います。ですので、理論を理解したいという方は、ぜひ紙コップをご用意の上読み進めてみてください。この紙コップ理論で、究極、構造的には体のどこを整えていけば良いかがわかると思います。

また、今回は、体操もよりわかり易くお伝えするために、YouTubeで映像を見られるようにしました。映像で見ることで、本書の内容をより深く理解ができると思っています。

そして最後にもうひとつ……、なぜ、これほど現代人は病人が多いのでしょうか。

私は、病気の根本の原因を追及しなければ、根源的に病気はなくならないと考えています。大事なのは病気の発生根本理由です。その根源的理由について、第3章で整体学（健昴会整体学）的に言及したいと思います。

体には西洋医学とは全く違う世界があると、私は確信しています。

宮川眞人

●ご注意

本書の内容は、あくまでも、整体を生業としてきた個人的な経験の積み重ねから生まれたもので、病気の人の体を整体学的に見たときに、体のゆがみとどのような関連性があるかを考察したものです。

読者の皆さんにもわかり易くするため、本書の中で専門的な病名をどうしても使わざるを得ませんが、病気についての西洋医学的な判断は専門機関に委ねなければなりません。この本に書かれている内容は、整体学の体の見方である〈体の連動性〉に基づいた見解であるということにご注意ください。

また、本書には、体のゆがみを直すための整体体操を多数掲載していますが、体が歪み、硬くなってしまっている人は、すぐにモデルさんのような形に近づけることは難しいというのは承知の上です。

それでも、日々継続して形をなるべく近づけるように努力するだけでも確実に体は変化してゆくはずです。続ける努力があれば徐々にできるようになって、ゆがみも取れてくることが実感できるはずです。最初は無理をせず、じっくり取り組むことが肝要です。最初から「できない」と放棄せず、継続する努力が大事なのです。その先には、必ず新しい自分の体が見えてくるはずです。

ゆがみを直す　骨盤体操　もくじ

第1章 なぜ骨盤にゆがみが現れるのか

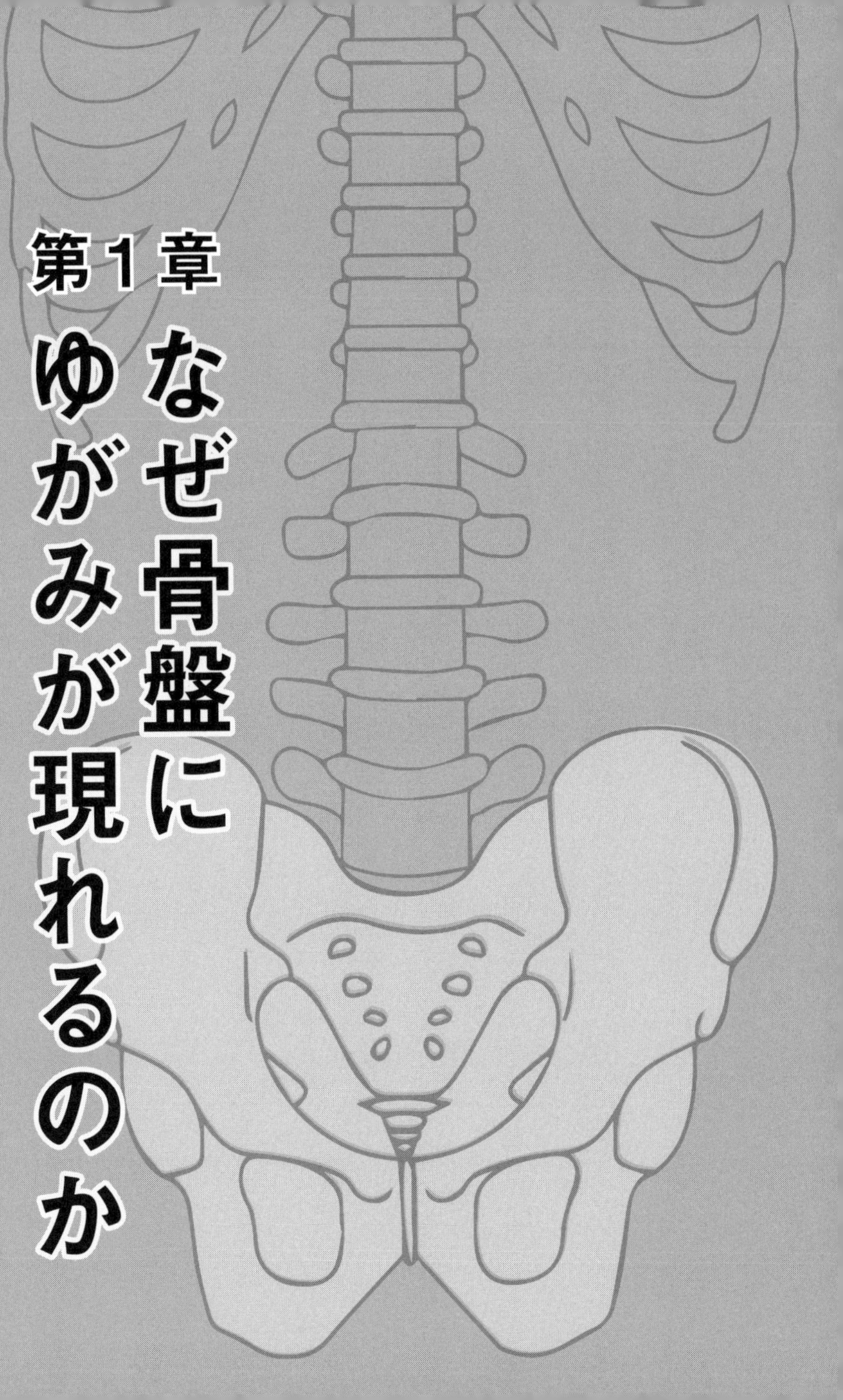

骨盤の構造

まずは、骨盤体操の理論についてお話しします。

これからのお話をわかり易くするために、骨盤の構造から話を始めましょう。

まず、基本的に、骨盤は左の図のようになっています。

左右の大きな骨が腸骨《ちょうこつ》です。腸骨の前側の飛び出した部分は上前腸骨棘《じょうぜんちょうこつきょく》と言います。

そして腸骨に挟まれて後面にあるのが仙骨です。

左右の腸骨が前の部分で合わさっている場所が恥骨《ちこつ》です。そして、恥骨の左右、骨盤の一番下にあるのが座骨です。

腸骨と恥骨と座骨は繋がっており、これらをまとめて寛骨《かんこつ》と言います。

骨盤は、左右の腸骨と恥骨と座骨と仙骨と尾骨をミックスした総称です。

これから何度も出てきますので、これらの名称を頭の片隅において読み進めてください。

〈骨盤の構造〉

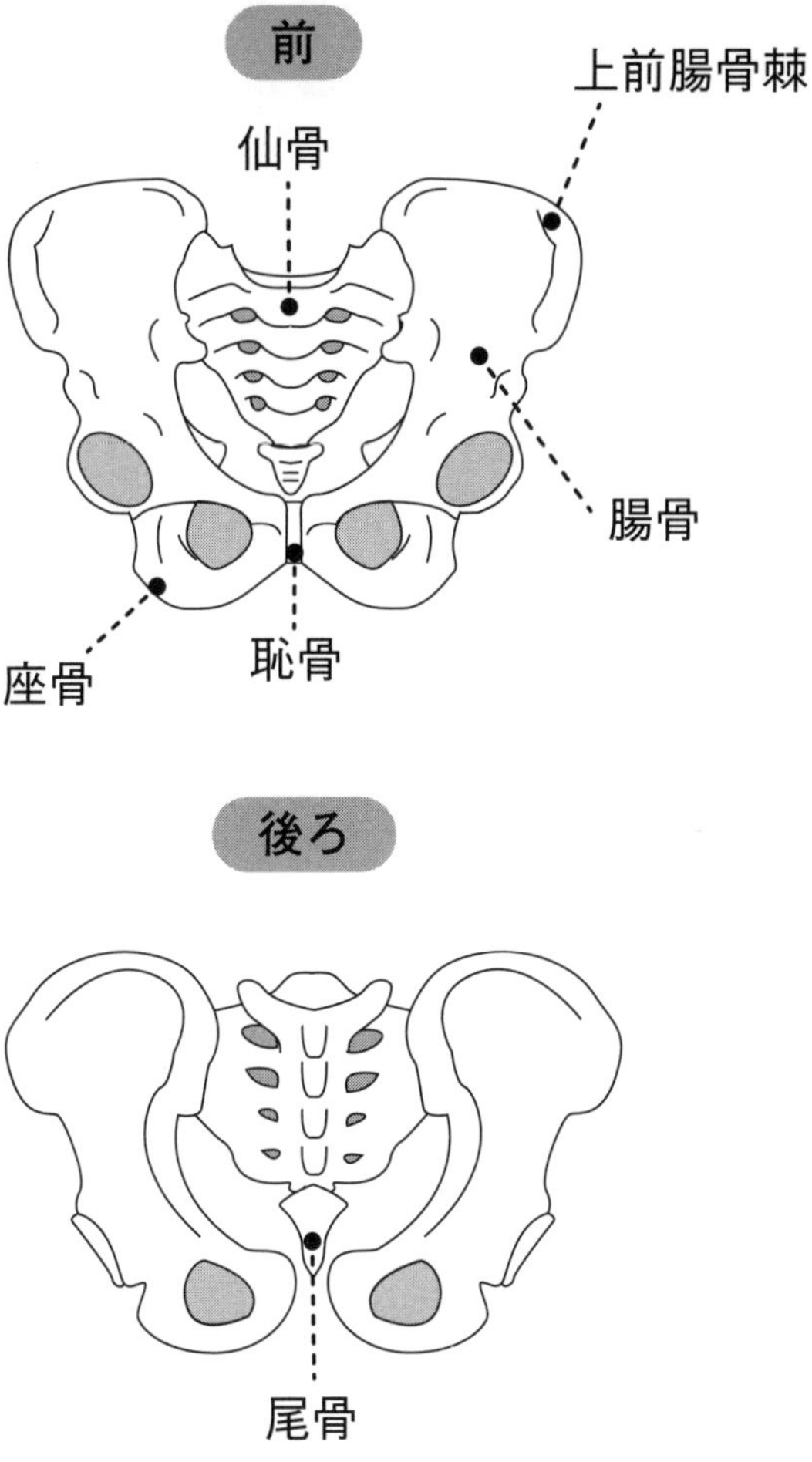

骨盤は右から歪む

骨盤の各名称がご理解いただけたところで、骨盤はどのように歪んでいくのかを見ていきましょう。

私の今までの臨床経験では、右利き左利きに関係なく、どんな人でも**右の上前腸骨棘が前に出てくるように骨盤が歪んでゆきます**。

今まで、左の上前腸骨棘が前に出ている人にお目に掛かったことがないのです（骨盤全体の傾きによって、そのように見える人もいますが、そのことは後述します）。

ほぼ１００％、右腸骨が前に巻いて出てくると言って良いと思います。それは仰向けに寝てもらうとはっきりわかります。女性の骨盤は横に広く幅がありますので、この傾向は仰向けですぐに確認できます。男性の場合は骨盤が大きくありませんので、少々確認するのが難しいかも知れません。

男女とも、この傾向が強ければ強いほど体の不調を訴えてきます。

この骨盤の傾向がある方は、男性では、膝痛、前立腺肥大、脱腸、糖尿病、痛風、五十肩、女性の場合は、婦人科系（卵巣・子宮・筋腫など）の問題、股関節痛、膝痛、五十肩、と多くの訴えを起こします。

〈右の上前腸骨棘が前に出るように歪んでゆく〉

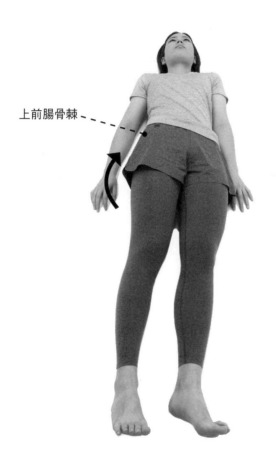

骨盤が歪んでいる状態とは

ところで、そもそも、骨盤が歪んでいるとは、どのような状態を指すのでしょうか。

右上前腸骨棘が前に出るということは、体の右側に過緊張があるということになります。右側に過緊張があるということは、反対に、体の左側は弛緩《しかん》する（力がなくなる）傾向があるということです。そこに骨盤全体が歪む要因があります。**右だけが悪いのではありません。体はひとつの物ですので、左右の腸骨は連動して動いています。**

例えば、子宮筋腫のある体の特徴は、その典型です。

子宮筋腫のある女性の体というのは、まさしく右が過緊張で左が弛緩です。これを「左の腸骨が開いている」というように形容したりします。そしてこれは、左右開脚前屈と正座をしたときに、足の伸びの形に顕著に現れます。

子宮筋腫のある女性に、左右開脚前屈をしてもらった状態を再現したのが左下の写真になります。左右の膝が曲がり前方（顔の前の方向）に入り、足のつま先が前方に回転してゆきます。特に、左足が顕著に前に回転してゆきます。左足のつま先の向きが天井方向を保てずに、前方に向いてゆきます。

〈正常な体の状態での左右開脚〉

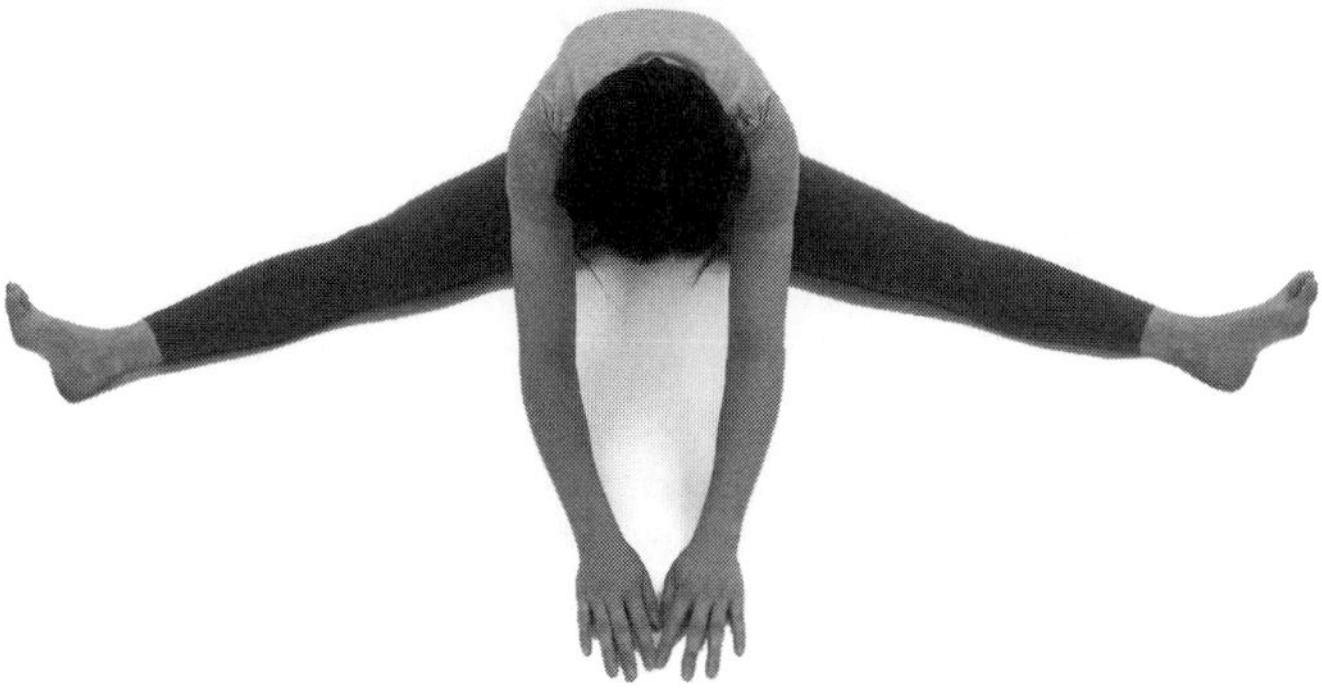

〈右が過緊張、左が弛緩の状態の体での左右開脚〉

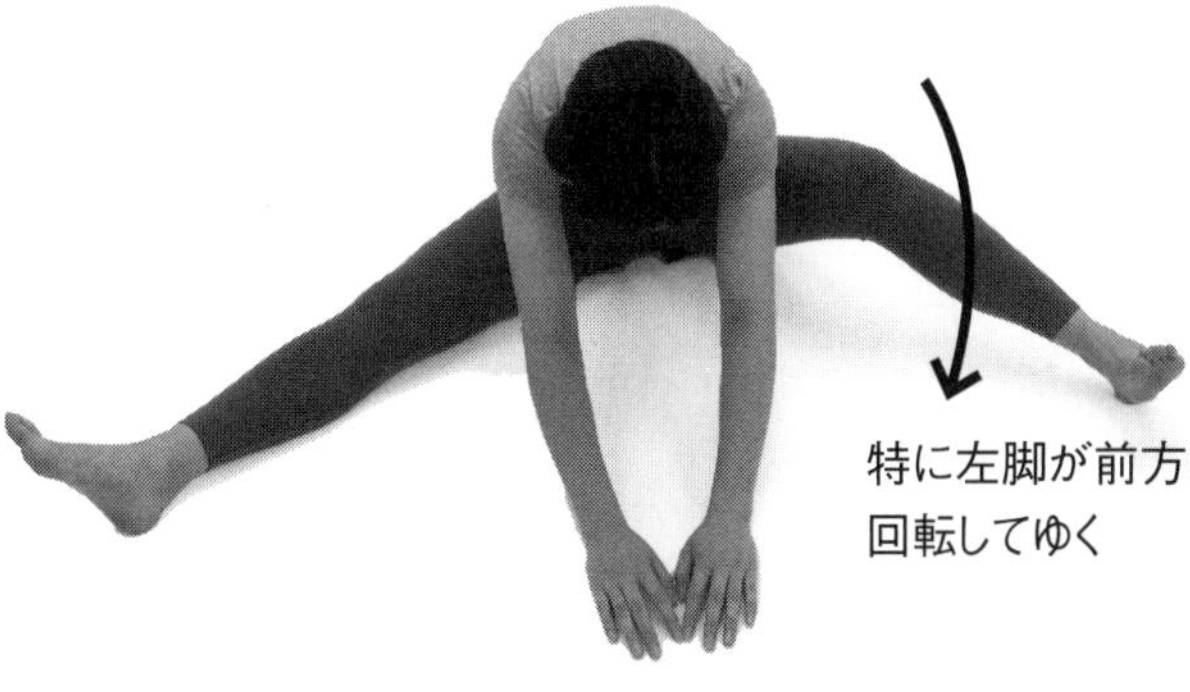

次に、正座をしてもらいます。左下の写真を見てください。右後ろから見ると、お尻の下にある左右の足のつま先の向きが違っているのがわかります。右足のつま先の向きは、ほぼ真後ろに近い状態ですが、左足のつま先の向きは内側を向いており、左足の踵《かかと》がお尻の外側にあります。

これは何を意味しているかというと、右腸骨が過緊張していて左腸骨が弛緩し、骨盤が捻れている傾向にあるということなのです。

骨盤が捻れてきたり硬直（男性に多い）してくると、足首が硬直し、特に足首の前面が硬直して、正座をしたときにつま先を真っ直ぐ後ろに伸ばせなくなります。

これは、後ほど詳しく説明しますが、足首の前面の硬直と、足の指の力の脆弱性が、骨盤をアンバランスにするために起こります。

左右の脚の伸び、そして、足首の前面の伸びに、その人の骨盤の左右差が現れます。

この腸骨の左右差こそがゆがみであり、様々な病症の根源であると言えるのです。

〈骨盤が良い状態の正座〉

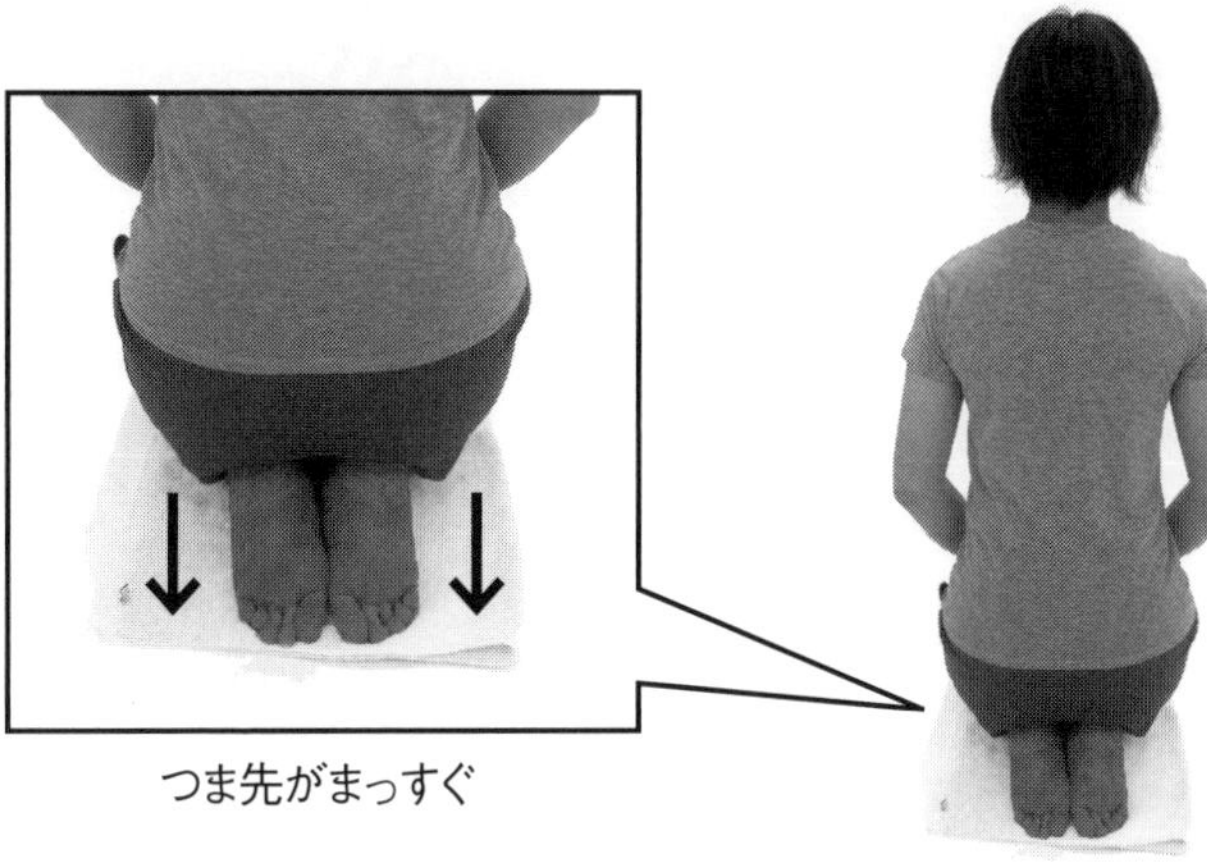

つま先がまっすぐ

〈骨盤が悪い状態の正座〉

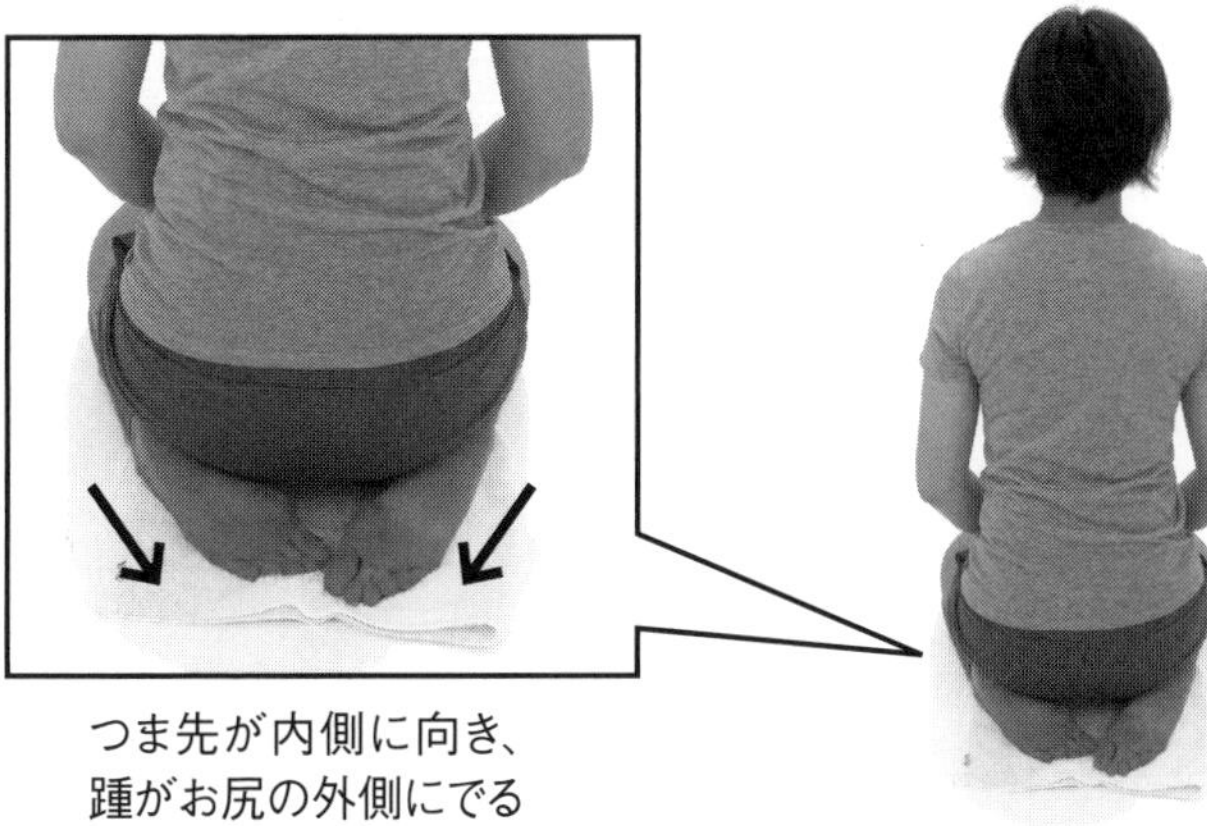

つま先が内側に向き、
踵がお尻の外側にでる

正座で骨盤のゆがみをチェックする

さて、突然ですが、皆さんも正座をしてみてください。

正座をした足は、足先を左右均等にまっすぐ後ろに伸ばすことができているでしょうか？

前のページの写真と見比べてみてください。あなたの足の形はどちらに近いですか？

先にも申し上げた通り、骨盤の状態が良い人は、正座をしたときに足先が左右均等に真っ直ぐ後ろに伸びます。あなたも足先がまっすぐ伸ばせたのであれば、心配はありません。

一方で、左腸骨が開き、後弯の傾向に入っている人、つまり骨盤の状態が悪い人は、左足の踵がお尻の外に逃げていて、左足の指先は内側を向くようになります。この傾向が酷くなると、両踵がお尻の外側に出てきます。

そして、さらに悪くなると、踵にお尻が乗らなくなってゆきます。そのため、骨盤の状態が悪い人は正座をしたときに、左右の足指を重ねなければ座れなくなったりします。ひどい場合は、足首をクロスして座ろうとします。または正座をしようとすると、足首が痛くて正座が全くできないといった状態になります。

このような状態の方は第2章でご紹介する体操で骨盤を整えていくことが必要となります。

〈骨盤がより悪くなった状態での正座〉

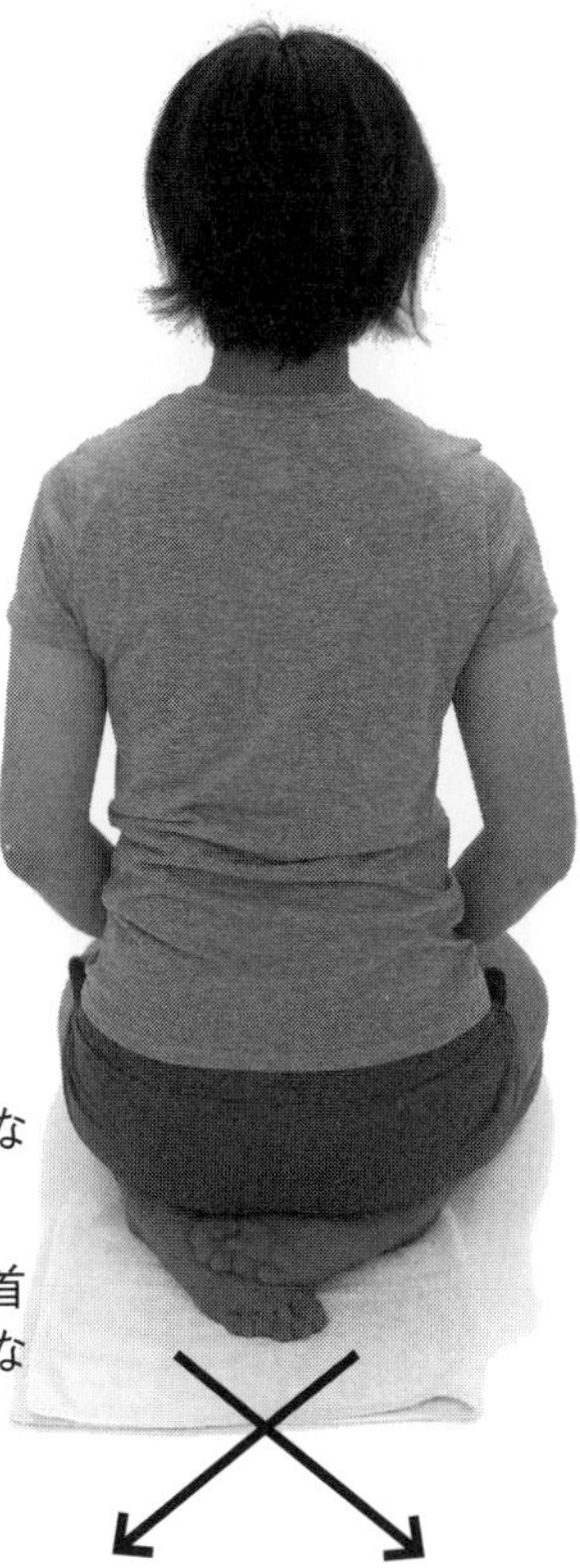

左右の足指を重ねなければ座れない状態

さらに悪くなると足首がクロスした状態になってしまう

どうして骨盤が歪むのか

ところで皆さんは、関節の可動域が広くグニャグニャした体が、ゆがみのない、良い体だと思っていませんか。

それは見当外れです。

股関節が柔らかいと、それだけで一見柔らかく良い体に思われがちですが、大きい関節、つまり、股関節や肩関節だけ柔らかくても、体は良いとは言えません。

バレリーナやヨガの先生だって様々な不調や病気を訴えてきます。柔軟性があるから健康とは言えないのです。

つまり、股関節や肩関節が柔らかく見える人は、単に股関節や肩関節のみが柔らかいのではないのです。もっと違う大元の場所に股関節や肩胛骨の弾力を支配している場所があります。

左の図を見てください。

実は、胸椎10，11番の弾力に体全体の弾力が司られていて、この部分に反りと弾力がある人は体全体に締まりと弾力があります。逆にこの部分が後弯している人は、体全体が硬く、いわゆる老人体型になっています。

〈胸椎8, 9, 10, 11番〉

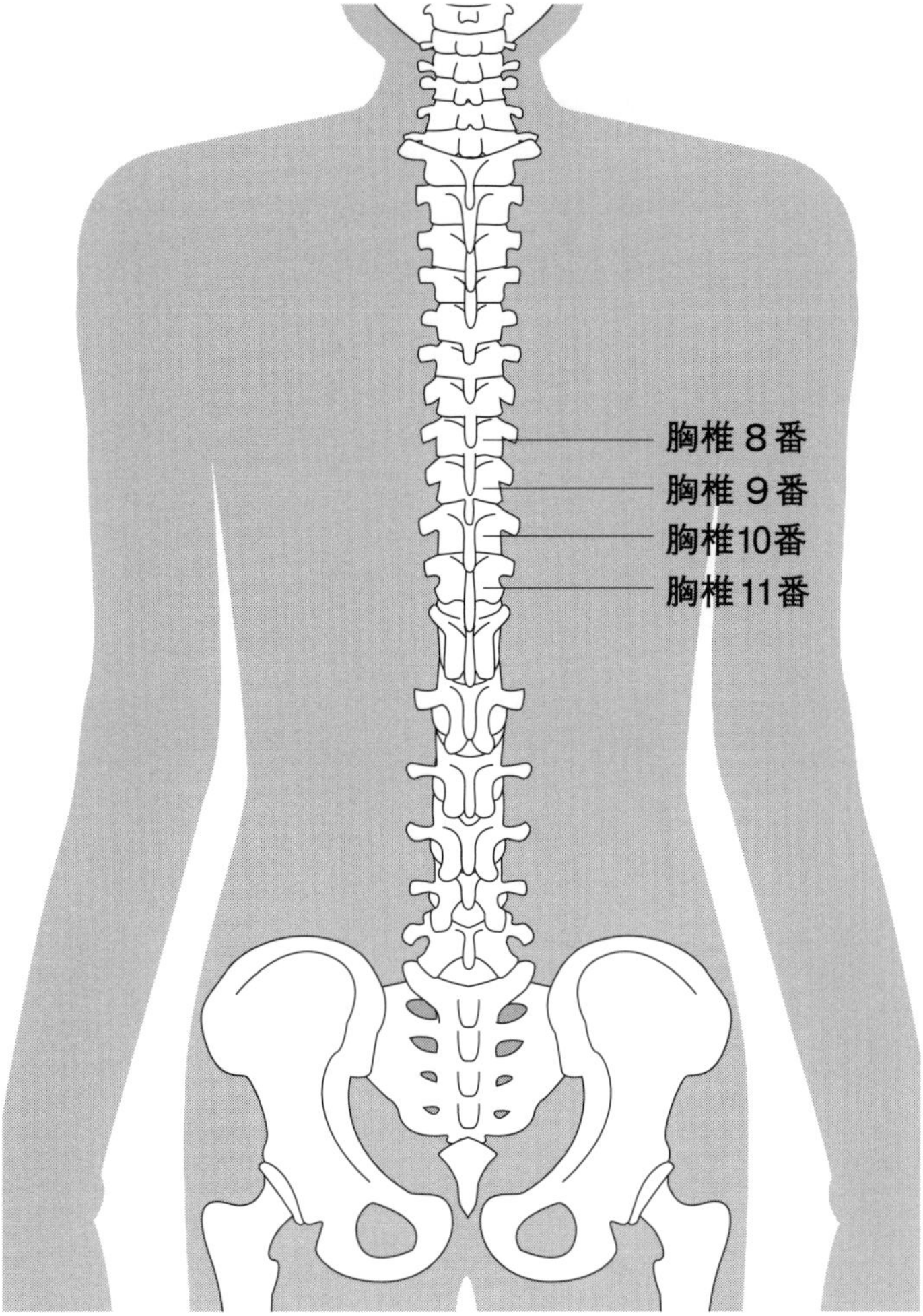

また、体の右側というのは、既に出版された拙書にも書きましたように、肝臓系統が支配しています。肝臓というのは頭のエネルギーの消耗によっても疲労を起こす場所です。ストレスは肝臓を疲労させます。現代はストレス社会です。強いストレスによって体の右側の過緊張が起き易くなります。これは右利き左利きは関係ありません。

肝臓系統の疲労というのは、初期の健康診断では肝臓の数値には表れないことが多く、むしろ、体のゆがみに顕著に出てきます。

右の肩が前に入り、ひどい場合は右の鎖骨が硬直し突出してきます（鎖骨近位端《さこつきんいたん》の突出）。

捻れの中心は胸椎で言うと、8，9，10，11番です。

肩胛骨と骨盤のちょうど中間地点がこの8，9，10，11番の場所です。拙書『ゆがみを直す整体学』でも説明しましたXの連動性の中心点です。

つまり、**骨盤のゆがみの大元は、骨盤が単独で歪んでいくのではなく、胸椎8，9，10，11番の肝臓・腎臓があるラインの左右差が起きることにある**のです。これが大元です。

ストレス社会で生きる現代人の体の右過緊張の傾向は、肝臓・腎臓の疲労を伴って、右腸骨の前方変位を生んでしまうのです。これが人体が歪む最大の要因と言えます。

重いものを片側で持ったり、脚を組んだりということはゆがみの原因ではなく、反対で、ストレスで歪んでしまった体のバランスをとるために起きることなのです。

〈Xの連動性〉

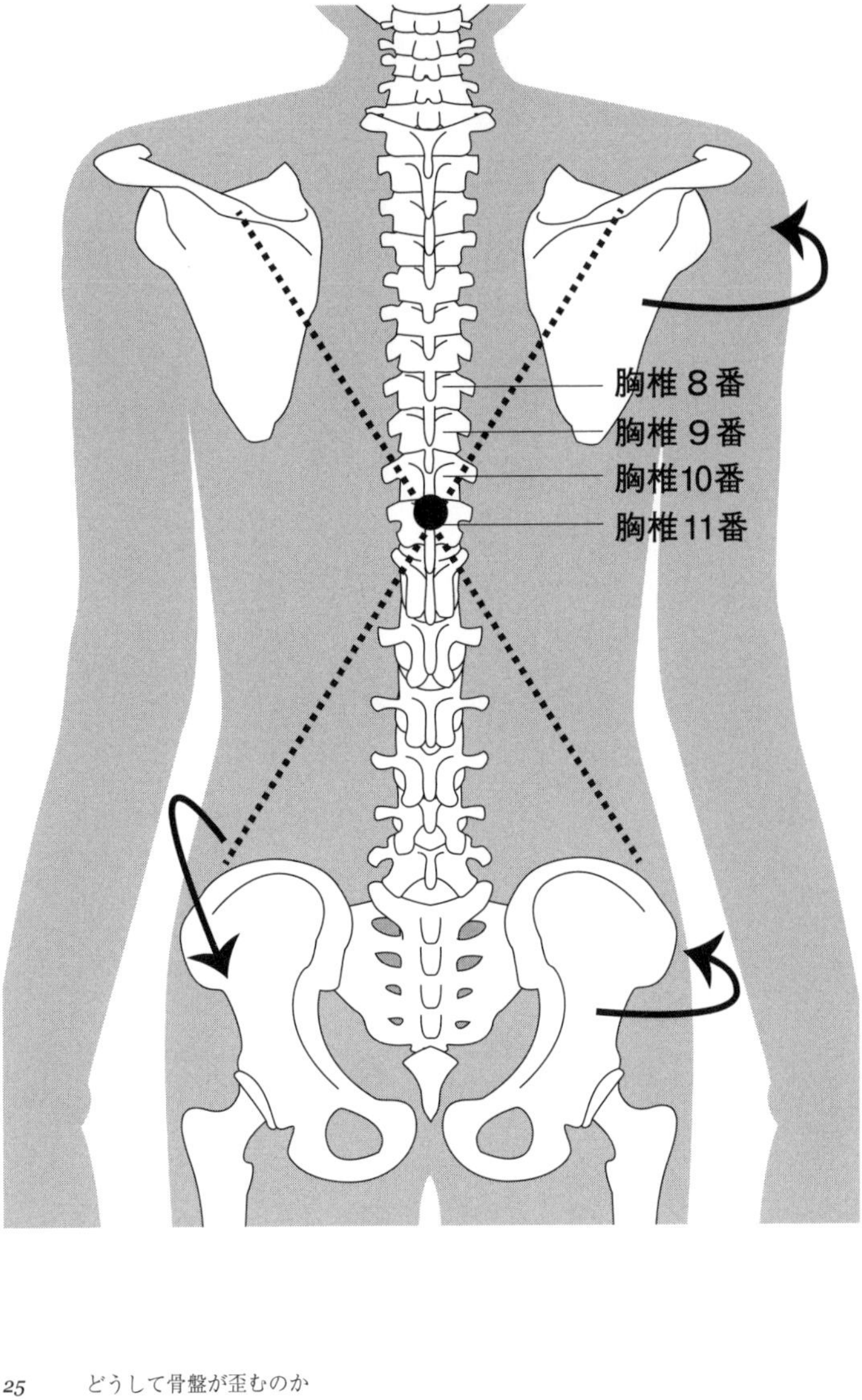

どうして右なのか

さて、ここからが重要なのですが、

1・どうして体に左右差が起きるのでしょうか。

2・脚の伸びは本当はどこの伸びなのでしょうか。


この2点を明確にしなければ、問題の核心にはたどりつけません。


まずはなぜ、体の右で過緊張が強くなってしまうのかという点から見ていきましょう。

それは、ある種の宇宙の法則があるからなのかもしれません。それが体にも作用しているという可能性があります。

台風のうずまきの方向や、朝顔の伸びる方向のうずまき、巻き貝のうずまき……、これらは巻く方向に傾向があります。私はこれは、宇宙または地球に、何か螺旋《らせん》状のエネルギーの方向があるせいなのではないかと感じています。

DNAも螺旋を描いているように、この宇宙に存在するエネルギーの法則の基本は螺旋なのです。螺旋を描く方向は、人の体においても何かしらの影響を受けている可能性があると思います。

人の体が過緊張状態になると、右肩が前に入る形になるということは、朝顔の伸びる状態と同じです（北半球にある朝顔）。つまり、過緊張状態は、人体が空に向かって吸い寄せられている状態に似ています。体が浮いている状態。重心が丹田にない状態。地に足がついていない状態なのです。

それではなぜ右なのか。

それは、人の体は右側のエネルギーが主導的に働くからなのだと思います。体の右側は頭のエネルギーが支配的なのです。

私は内臓逆転の人の体をみたことはありませんが、肝臓は大概体の右側に寄って位置しています。お腹の中の大腸は前から見て時計回り（右回り）です（人が直立したから）。

人の体にある共通したエネルギーの法則は、頭のエネルギーを中心とした体の右側が作用するのでしょう。（右手でネジを巻く方向は右回り。締めるということは緊張させること。）

また、もうひとつ、人の体の左右の持つ大事な意味合いというものがあって、それが骨盤のゆがみを生むもうひとつの大きな要因なのですが、それは第3章で詳しく述べてみたいと思います。

脚の伸びに現れるゆがみ

「脚の伸びはどこの伸びなのか」という点についても見ていきましょう。

さて、皆さんの多くは、「脚の伸び」は、単に太ももやすねなどの伸びだと考えていると思います。しかしそうではありません。

脚の伸びというのは、本当はどこの伸びなのかというと、それは実は**骨盤の縁（フチ）の伸び**なのです。

もう一度、骨盤の図を見てみましょう。

左右の腸骨の縁には、主に３つのラインがあります。

Aライン：恥骨から上前腸骨棘に向かってのライン ‖

Bライン：上前腸骨棘から脇腹にかけてのライン ●●●●●●●

Cライン：お尻の上、仙骨の縁（腰仙関節）の後ろのライン ≡≡≡≡

「私は股関節が硬くて開脚が苦手で……」、と言う人がよくいます。そういう人は股関節とい

〈腸骨の3つのライン〉

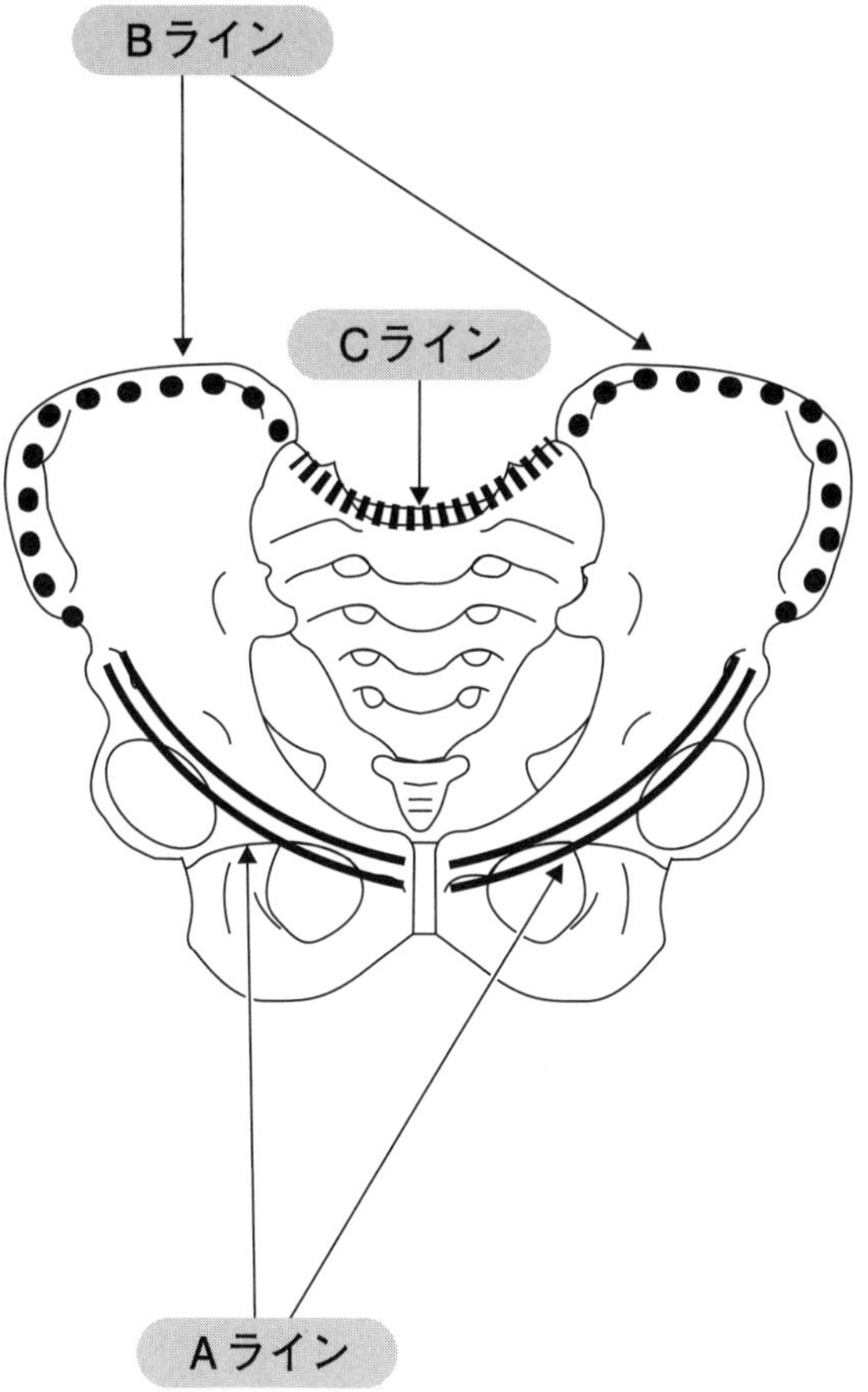

※前から見た図

う関節が硬いと思い込んでいるようですが、**実は股関節ではなく、脇腹（整体では側腹《そくふく》と言います。以後、側腹と表します）の、Bラインが硬いために、側腹に引っ張られて内股が硬くなっている**のです。

男性は左右開脚が大概苦手です。女性は相対的に左右開脚が得意です。それは股関節の造りがそうなっているのではなく、骨盤のBラインが男性よりも柔軟にできているからなのです。これはもちろん、子供を宿すために骨盤が柔軟にできているからです。

ですので、側屈の体操というのが私が提唱している「FPM整体体操」にもありますが、この側屈の体操が左右均等に簡単にできる人は、股関節も柔らかいのです。

このBラインが硬くなると、そちら側の腰が硬直し（右のBラインが硬ければ右の腰が硬直し、左のBラインが硬ければ左の腰が硬直する）、同側の股関節が硬くなり、膝が歪み、足首の方向性も狂ってきます。

膝痛や膝下O脚などのすねの骨の変形は、膝やすねの骨が原因ではなく、側腹の硬直が原因です。側腹の体操をすれば一見してわかるでしょう。膝に問題を抱える人は側屈の体操ができづらくなっています。

股関節が癒着を起こす女性は多いのですが、これも原因は股関節ではなく、側腹の硬直が元です。A／B／Cのライン、全ては腎臓（胸椎10，11番）との連動がありますが、特にBラインは腎臓そのものと言えます。

〈側屈の体操〉

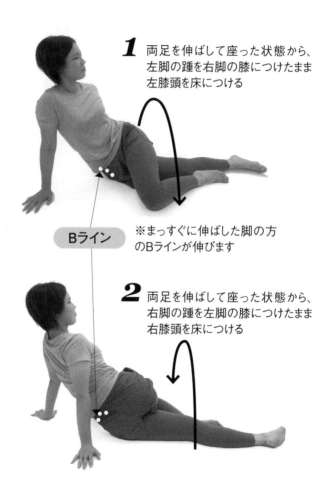

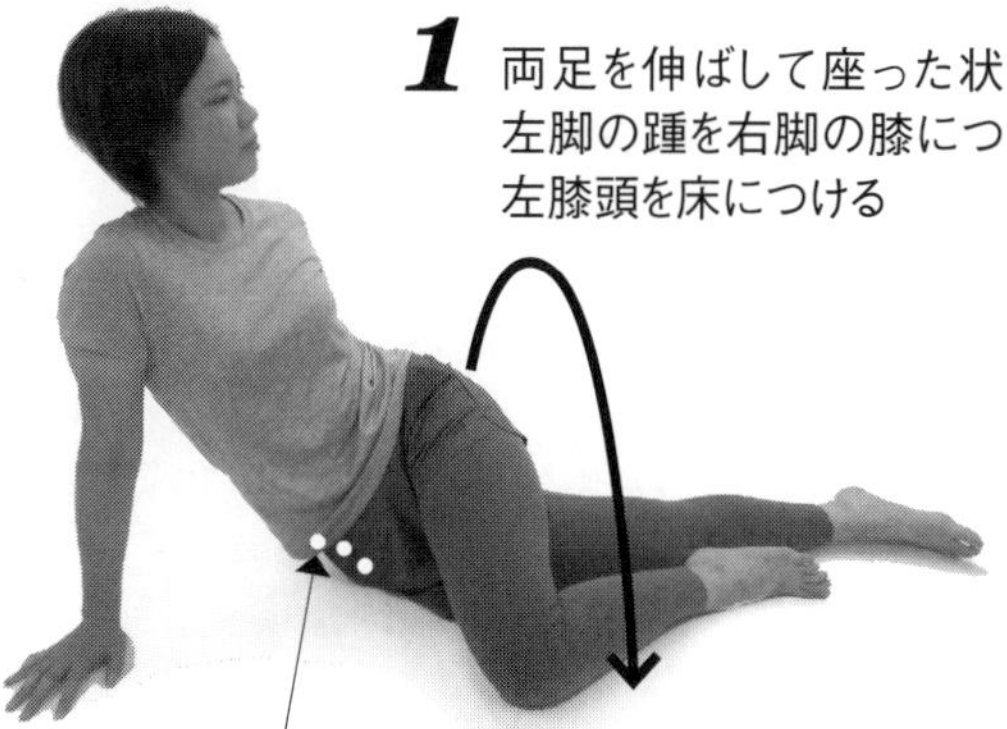

1 両足を伸ばして座った状態から、左脚の踵を右脚の膝につけたまま左膝頭を床につける

Bライン

※まっすぐに伸ばした脚の方のBラインが伸びます

2 両足を伸ばして座った状態から、右脚の踵を左脚の膝につけたまま右膝頭を床につける

骨盤を紙コップで説明すると…

それでは、話が少し複雑になってきましたので、いよいよ紙コップの出番です。紙コップを骨盤に見立てるために、はさみで左ページのように切ってみてください。

これで骨盤モデルができました。はさみで切った前の部分がAラインです。飲み口の横の部分がBラインです。後ろの部分がCラインです。

Cラインは仙骨の上の部分（仙骨と腰椎との関節の部分・腰仙関節）です。色を付けるとわかり易いと思います。また、紙コップの下の切り込みを入れた部分が恥骨になります。上の切り込みを入れた部分が、上前腸骨棘になります。

さて、骨盤の右腸骨が前方移動し左腸骨が後下方するという動きを再現してみましょう。紙コップを後ろから両手で持ち、右側のコップの部分を右手で少し前に捻るのです。そうすると、35ページのような形になります。

〈骨盤紙コップのつくり方〉

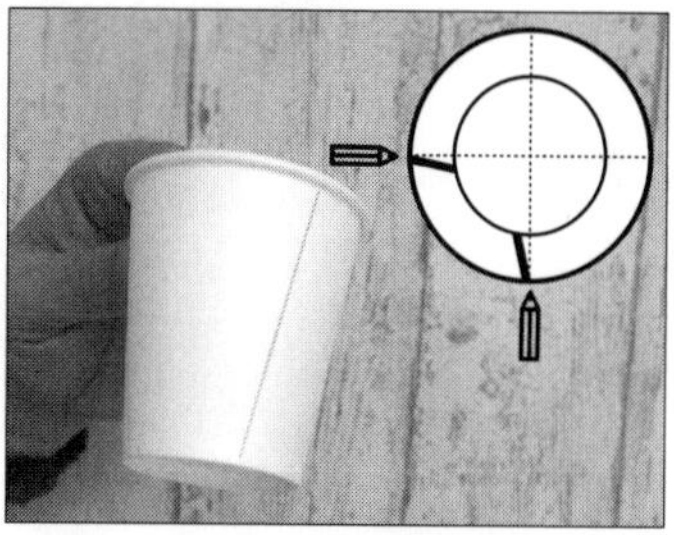

①紙コップの飲み口と底の円周を四等分して印をつけ、隣り合う二か所を選んで、飲み口の四分の一の印の部分から、底の四分の一の印より少し内側の部分に向かて線を引く

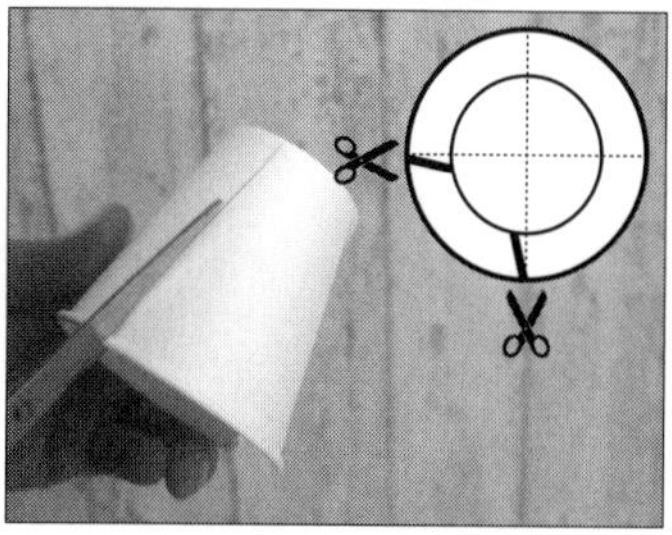

②その線に沿ってハサミで切る

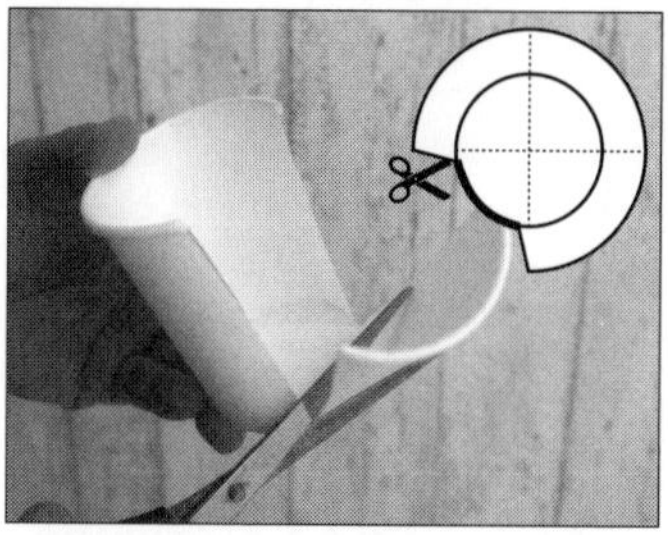

③底まで切ったら、底についている部分を切る

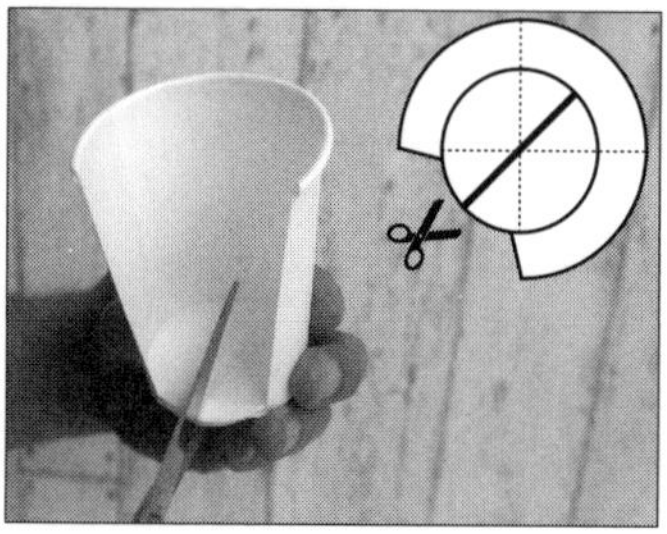

④コップの底を、円の中心に向かって切り込みを入れる

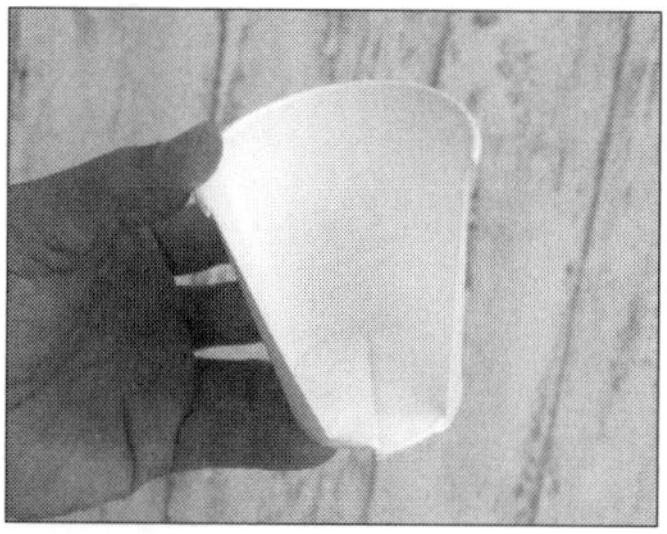

⑤骨盤紙コップの完成

〈骨盤紙コップと骨盤のABCライン〉

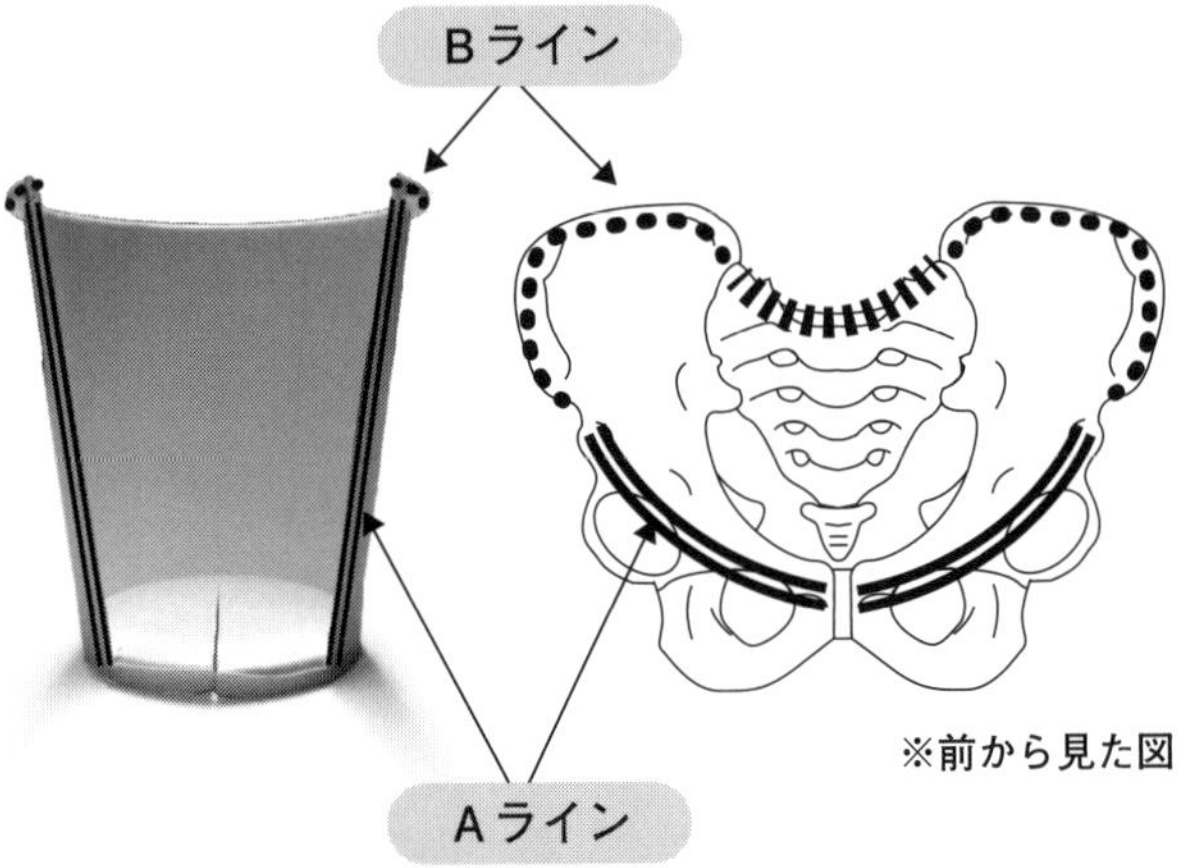

※前から見た図

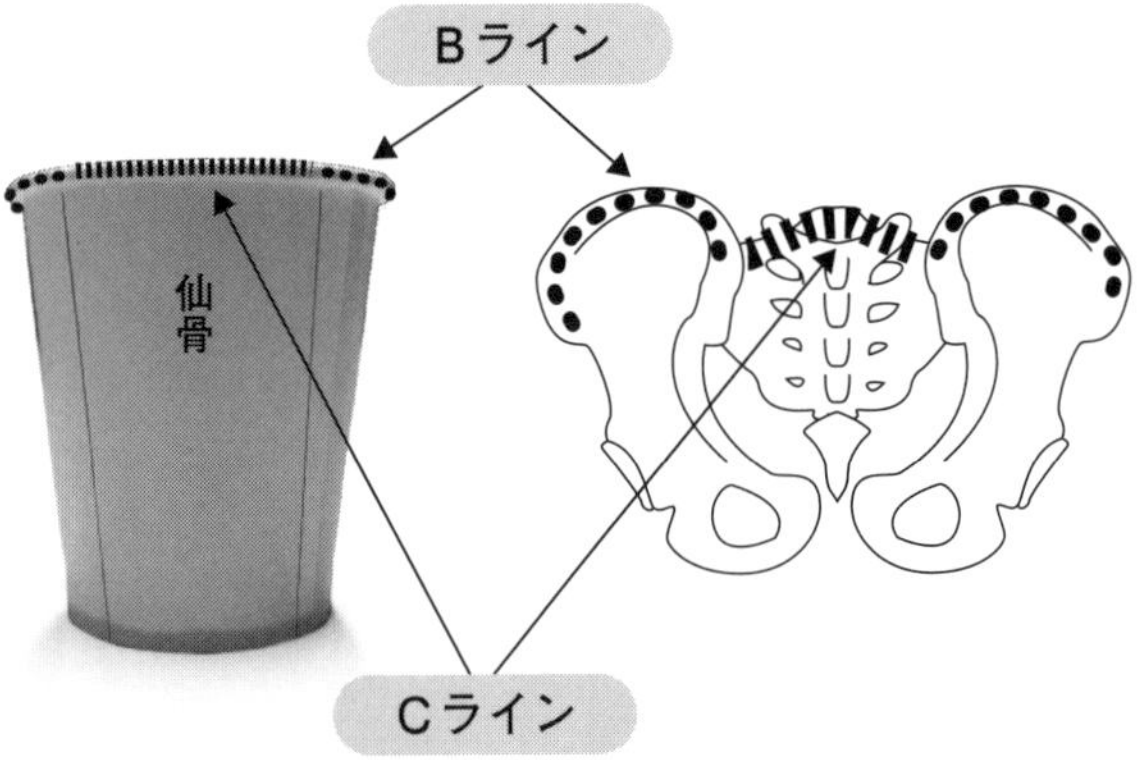

※後ろから見た図

骨盤の上に左右の腎臓があるとお考えください。右の腎臓の上には肝臓があります。今、両手で捻った力の動力が胸椎8，9，10，11番の肝臓・腎臓の疲労ということになります。単独で仙骨だけが動くのでもなく、腸骨が単独で動くのでもありません。

さて、紙コップをよく見てください。右の上前腸骨棘は飛び出しています。そして、恥骨の切り込みが重なるように歪んでいるのが見て取れます。そうです。骨盤のゆがみは恥骨のゆがみをも生むのです。骨盤のゆがみは、**上前腸骨棘と恥骨のゆがみに顕著に現れるのです。**

読み進めていただいて、イメージが難しい箇所がありましたら、どうぞこの紙コップを動かしてイメージしてみてください。

〈紙コップで骨盤のゆがみを表すと…〉

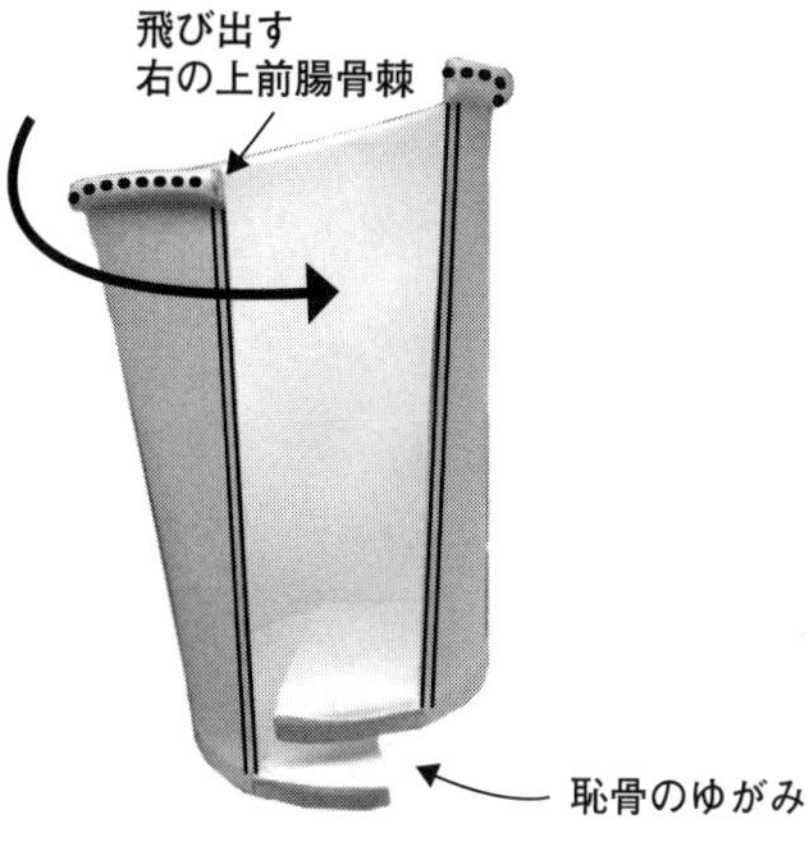

体が柔らかい人でも歪んでいるわけ

ところで、脚の伸びは脚だけの問題ではなく、全て、この骨盤のA／B／Cのラインにその大元があります。

詳しく述べますと、

Aライン↓脚の前の伸び（太ももの前の伸び）と、内股の伸び
Bライン↓内股の伸びと、脚の後ろの伸び（太ももの後ろの伸び）
Cライン↓脚の後ろの伸びと、内股の伸び

とそれぞれ連動しています。脚の内股の伸びというのは、全てのラインに連動していますが、Bラインが内股の伸びの主要な部分です。

体には、5種の動きがあります。

1・反り　2・側屈　3・捻り　4・開脚　5・前屈

この5種の動きは、全てこのA／B／Cのラインに連動しています。

〈体の5種の動き〉

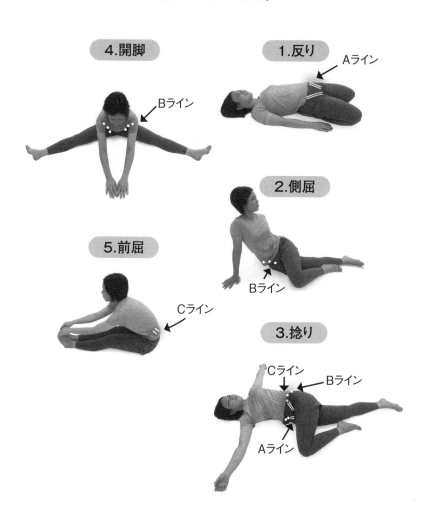

4.開脚

1.反り

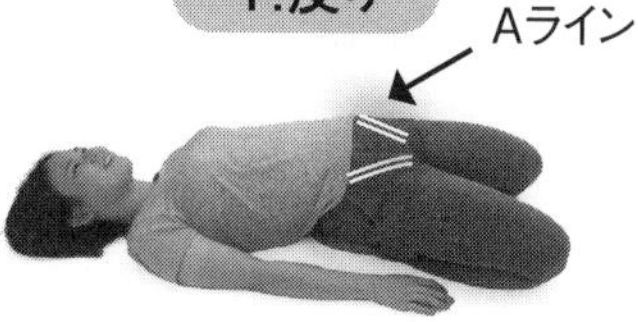

2.側屈

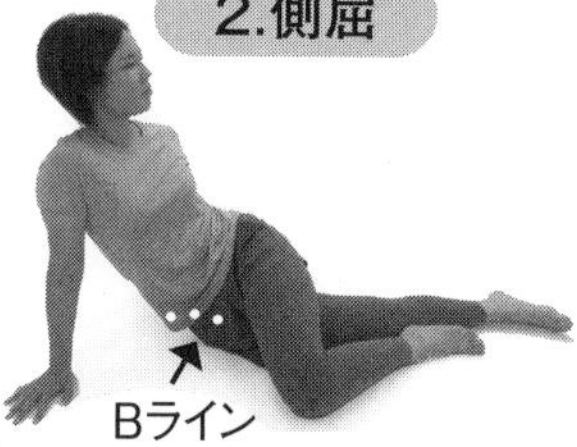

5.前屈

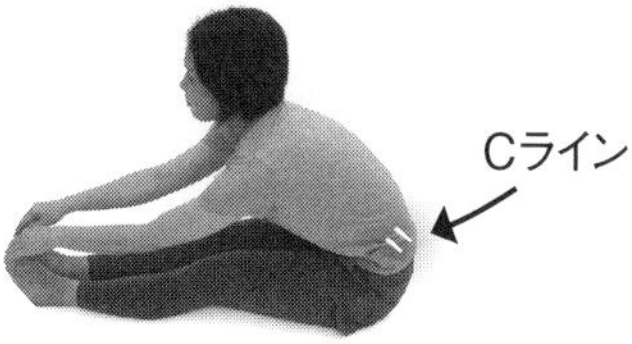

3.捻り

そのために、開脚などの動きができる体は良い体、という説が世間ではもてはやされているのだと思います。

私自身もこれまでの著書でこの体操を紹介してきました。

しかしながら、体操の効果を感じにくい方もいらっしゃり、その理由を検証したところ、体操で脚を伸ばしたりすると、脚だけ伸ばすというイメージが強くなるため、大事なA／B／Cのラインに意識がいかなくなっている場合が多いということがわかりました。

ただ、漫然と体操の形をまねすれば良い体になれる、というわけではないのです。

私の施術所に来られている方の中には、ヨガや体操で、大きな関節（股関節や肩関節）だけ特別柔らかく訓練された人もいらっしゃいますが、そのような方たちも、腰痛など、いろいろな症状を訴えられます。

このように一般的には体が柔らかいとされる人でも体に不調を感じてしまうのは、ひとつにはこの骨盤周りのA／B／Cのラインの硬直に目がいっていないからだとも言えます。

開脚を180度できる体が良い体ではないのです。

もちろん、**体に柔軟性があるのは良いことだというのは間違いありませんが、グニャグニャ**

した体が良い体ではないのです。そんなものを目指す必要はありません。

骨盤周りのA／B／Cのラインに注目して、この部分の改善をすることで、骨盤は整い、それに従って自然に脚の伸びが回復してきます。

そして、一番重要なことは、この骨盤A／B／Cのラインは全て胸椎10，11番の弾力（反り）に連動しているということなのです。

本書でも第2章で体操をご紹介していますが、このA／B／Cのラインを改善させるという意識をもって行なうことがとても重要です。

漫然と体操をするのではなく、今どこに効いているのか、効かせるべきなのかを考えながら取り組んでみてください。

体は連動して歪んでいく

20ページで正座であなたの体をチェックしましたが、正しい正座ができなくなる理由も骨盤に関係があります。

それは、骨盤が歪むと、そのゆがみに連動して脚の腓骨《ひこつ》が歪み、その影響ですねの骨の脛骨《けいこつ》と脛骨の骨頭（内くるぶしと、外くるぶし）の関節である足首が硬直し、足のつま先の方向がズレていくからです。

つまり、腓骨と脛骨が歪んで硬直しているから正座をする際に、足首を真っ直ぐ伸ばす事ができないのです。骨盤のゆがみは同時に腓骨と脛骨のゆがみを生んでゆくのです。

膝が痛いというのは、まさしく腓骨と脛骨

〈腓骨と脛骨の位置及び骨盤からのゆがみ〉

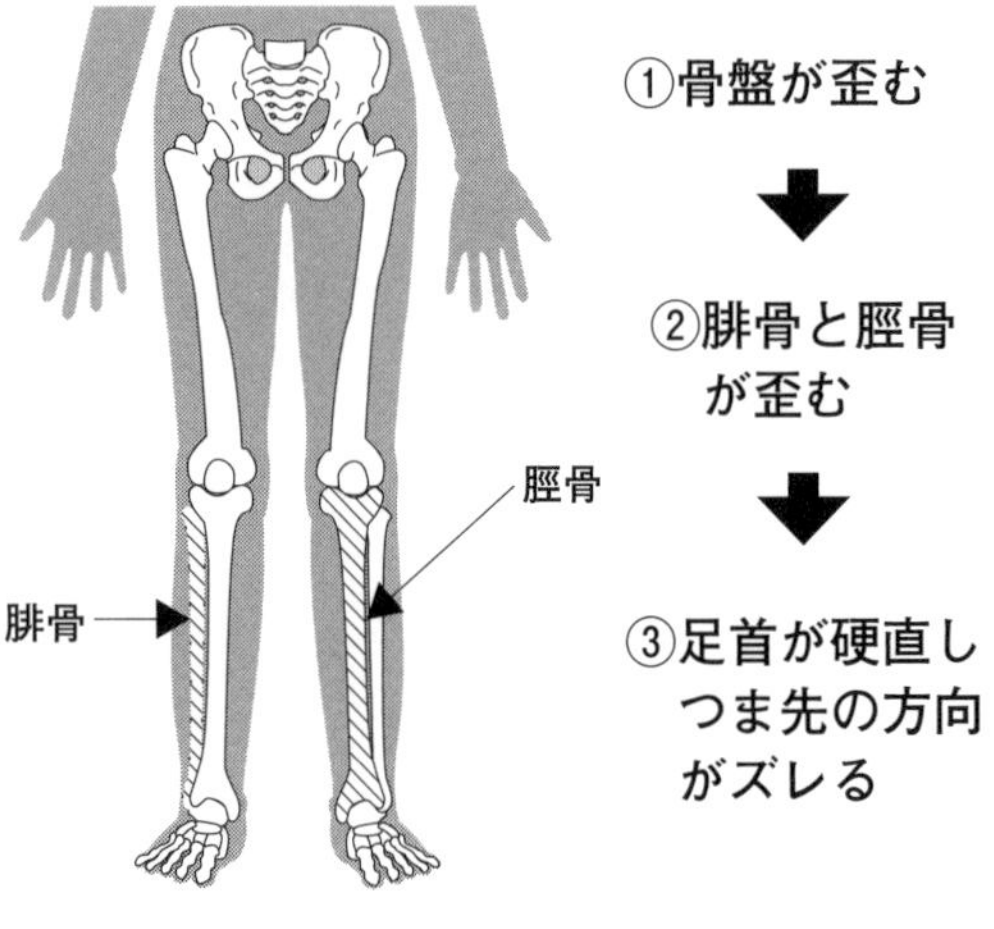

①骨盤が歪む
②腓骨と脛骨が歪む
③足首が硬直しつま先の方向がズレる
脛骨
腓骨

のズレです。その元は骨盤のゆがみです。膝の軟骨が年齢と共にすり減るとか、コンドロイチンとかグルコサミンが足りないとかの問題ではありません。

靴の外側だけがよく擦り減る、というのもよく聞きますが、足首が内反していることで骨盤が歪んでくると、この傾向に入ります。主に骨盤Aラインの硬直です。最初は主に左足の靴の外側が減っていく傾向にあります。

また、接骨院で脚の長さが左右違うと言われた！ と言ってくる人がいます。これも、太ももの大腿骨と、すねの腓骨と脛骨の長さが違うのではなく、骨盤が歪んだことにより脚の長さに違いが出てしまっている状態ですので、足を引っ張って揃えようとしても無駄です。

いずれにせよ、骨盤のゆがみは、足首の前面の伸びに反映されます。

ここで、はっきりと言いますが、体は単独の場所のみが悪いのではないのです。西洋医学は、体をパーツで考え、パーツを切ったり取り替えたりしようとします。しかしながら、**体は連動して繋がっているのです。痛い場所が悪い場所とは限りません。**

ゆがみが原因で起きる不調1【O脚と股関節癒着】

体は連動して繋がっているとお話ししましたが、膝から下のO脚も、膝が悪いのではありません。O脚となるのは骨盤のゆがみと下がりを、膝から下をO脚にして、そこで支え耐えているからです。

O脚も股関節癒着も、事の発端は右腰の過緊張です。

まず、頭の過緊張や肝臓系統の疲労が元になって、右腸骨が前に巻き込むように移動してゆきます。そうなると、右膝が少し内旋ぎみになり、真っ直ぐ伸びずに、仰向けで寝たときに浮く傾向にあります。

このときに、右脚の太ももの前の付け根が

〈右脚の太もも前の硬直が始まる部分〉

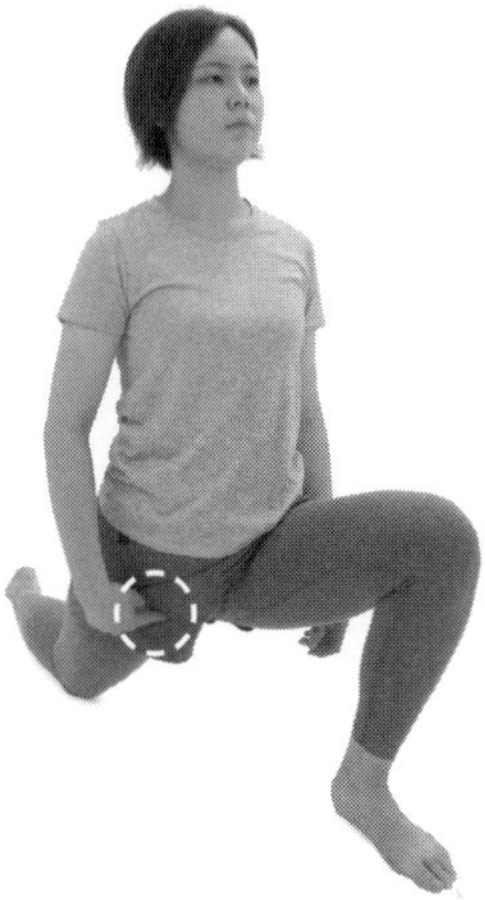

硬直（萎縮）してゆきます。これは右脚のX脚の傾向です。つまり、右脚の膝下O脚です。膝下O脚は足首を内反させますので、図にすると下のようになります。

しかし、実際は、右膝下O脚の人より、左膝下O脚の人が多いのです。それはなぜでしょうか。ここに面白い体の法則が隠されています。

体の左側は弛緩傾向ですので、初期段階では左腰は落ち、左膝は外に開く傾向です。左膝が外に開く傾向では、「左股関節は硬直しないし、左膝下O脚にはならないだろう」と通常は考えてしまいます。

ところが、右脚、右の体は非常に強いため次のようなことが起こります。

〈O脚の変化〉

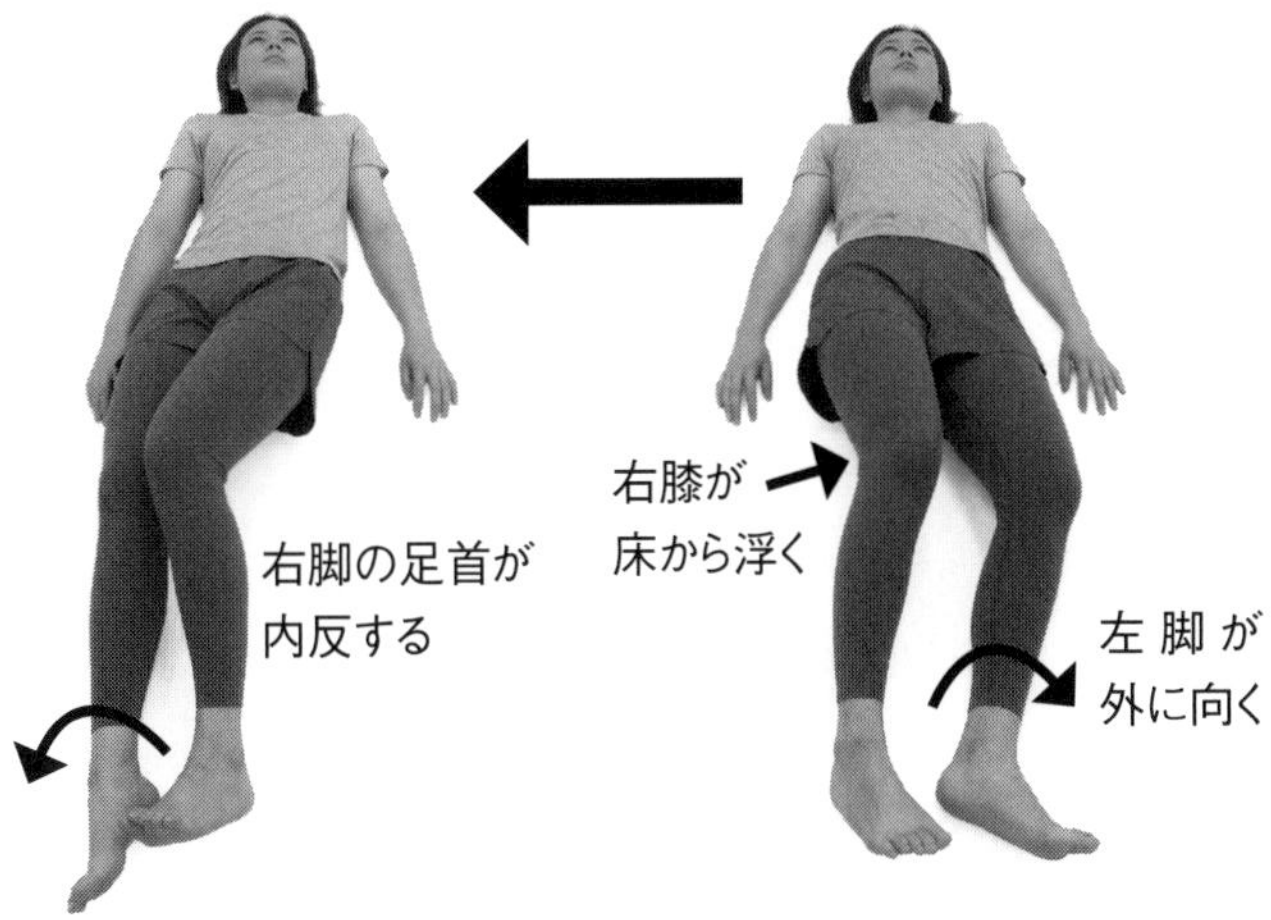
右脚の足首が
内反する
右膝が
床から浮く
左脚が
外に向く

①正常な状態
②右腰の過緊張で、左脚が右脚の方に引っ張られる
③右脚太ももの前の部分が硬直してゆき、右膝が浮き、右上前腸骨棘が左回転してゆく
④左腰が落ちることに拍車が掛かり、左脚の後ろ（左太ももの後ろ）が萎縮してゆく
⑤右の上前腸骨棘が前に巻くの状態はそのままで、骨盤の向きが右回り（時計回り）に回転してゆく（ように見える）
⑥左足そのものが内反になる。（左足つま先は外に開く傾向に加え、内反の傾向に入る）
このとき、左脚膝下O脚になる

体は膝をO脚にして股関節に癒着を入れないようにしているのですが、次第に足の指の力がなくなってゆくと、股関節に癒着が入ってゆきます。右足は踏ん張って耐えに耐えますが、左足の指の力は相対的に右に比べて弱いので、左股関節が癒着することになります。そのため、左脚の膝下O脚が多いのです。

つまり、人の体は仰向けに寝た場合、上から見ると、段階的に①→⑥に移行します。骨盤A／B／Cラインの硬直具合によって変化してゆくのです。

〈O脚と股関節癒着の詳細な変化〉

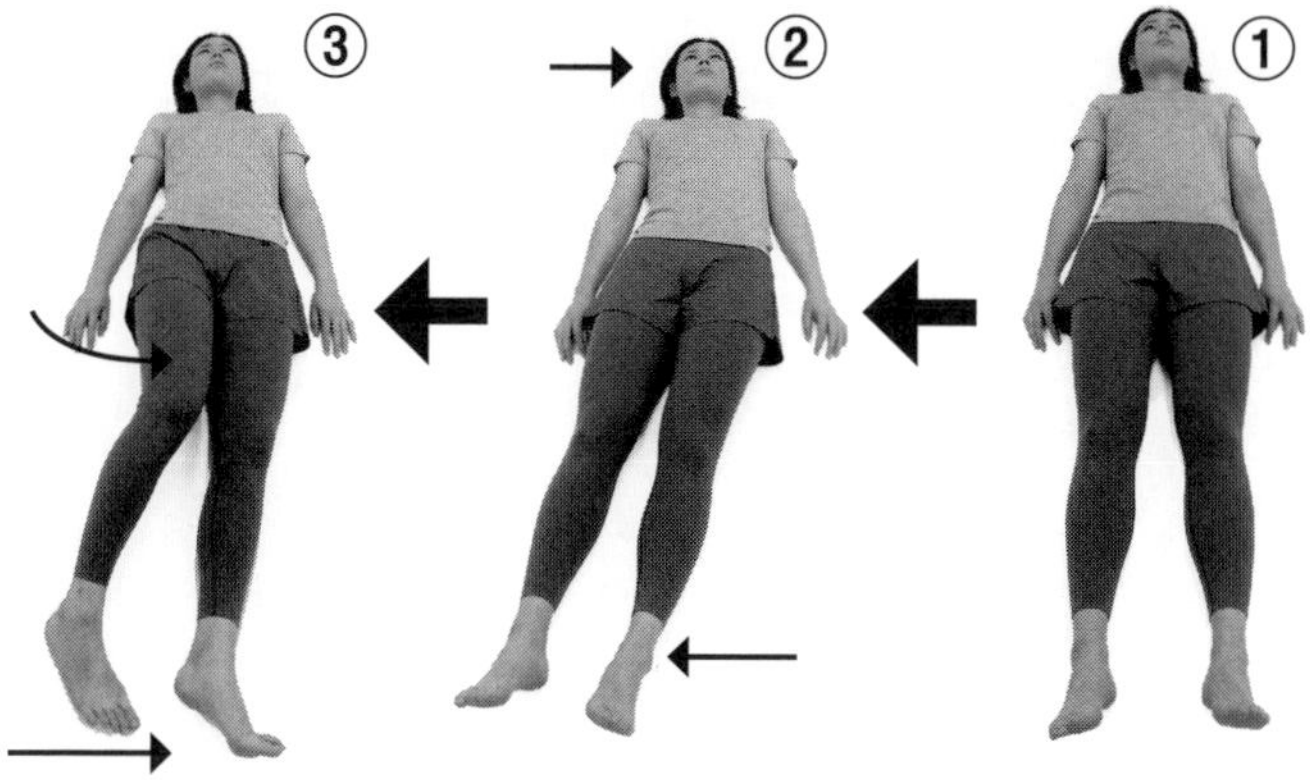

①正常な状態

②右脚の過緊張で
左脚が引っ張られる

③右脚の膝が浮き、
右上前腸骨棘が前に
出てくる

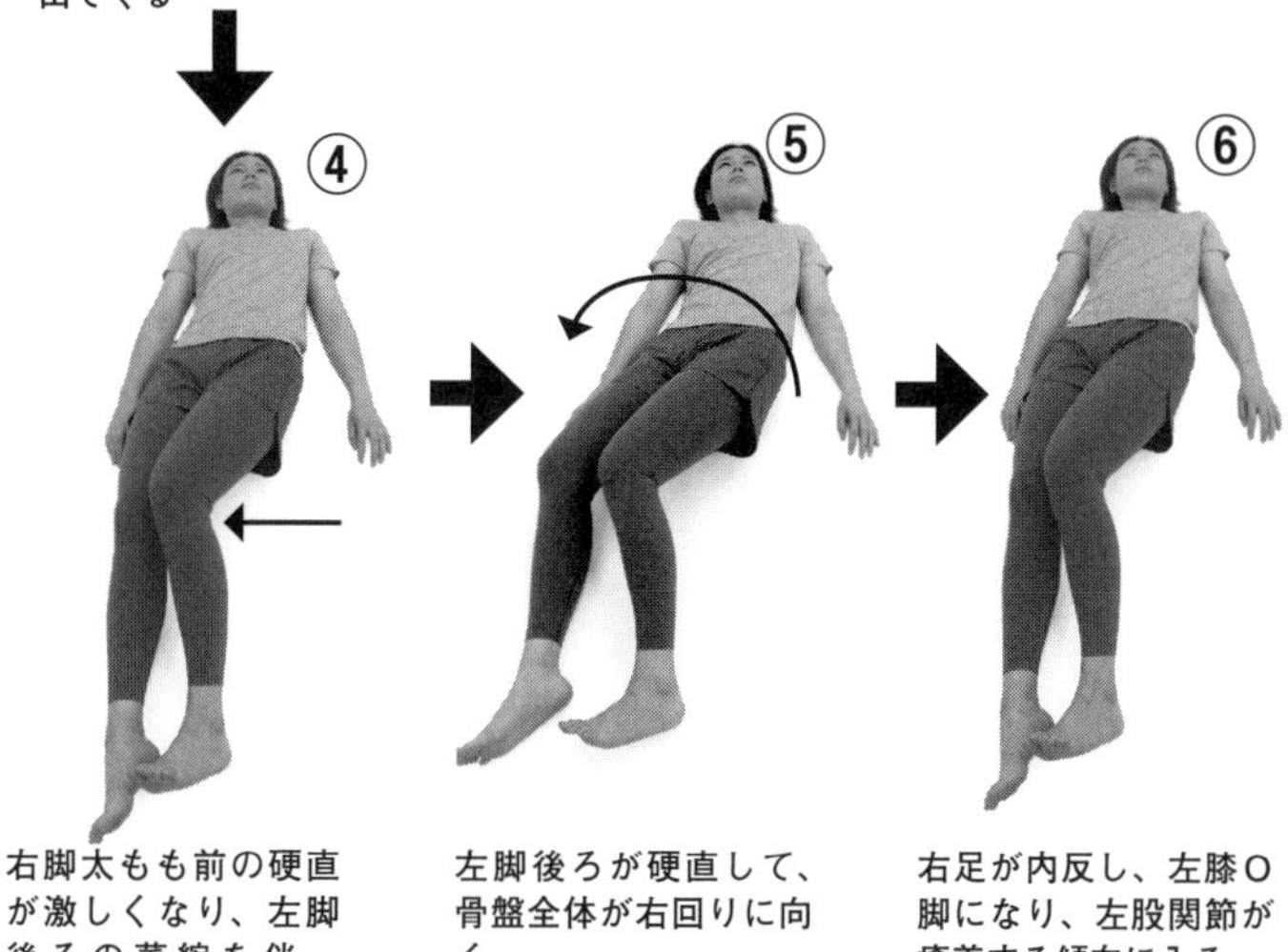

④右脚太もも前の硬直
が激しくなり、左脚
後ろの萎縮を伴っ
て左脚が右脚の方に
引っ張られる

⑤左脚後ろが硬直して、
骨盤全体が右回りに向
く
この時臍が右に向く

⑥右足が内反し、左膝O
脚になり、左股関節が
癒着する傾向に入る

ゆがみが原因で起きる不調2【S字弯曲】

背中のS字弯曲というのも、右脚の太ももの前の硬直と、左脚の太もも後ろの硬直が関係しています。

右脚の太ももの前が硬直すれば、前後開脚の動きに大きな左右差が生じます。特に、左脚前・右脚後ろの前後開脚の形がその逆より圧倒的にやりにくくなります。そのときに上から(天井方向から)その人の脚の形を見ると、左上図のようになっています。

文字通りS字になっています。

この脚の状態は、腰から上の背骨の形にどのような変化をもたらすでしょうか。

脚がS字ならば、背中は逆S字になるはずです。

左下図の、Aは胸椎4,5番、Bは胸椎10,11番になります。膝というのは腎臓に連動しているのです。

ちなみに、胸椎4,5番というのは、頭の使いすぎ、頭の疲労度合いに大きく関係しているようです。

背中がS字弯曲している子供のほとんどが、親や学校に対する頭の疲労を抱えています。家

〈前後開脚を上から見た図〉

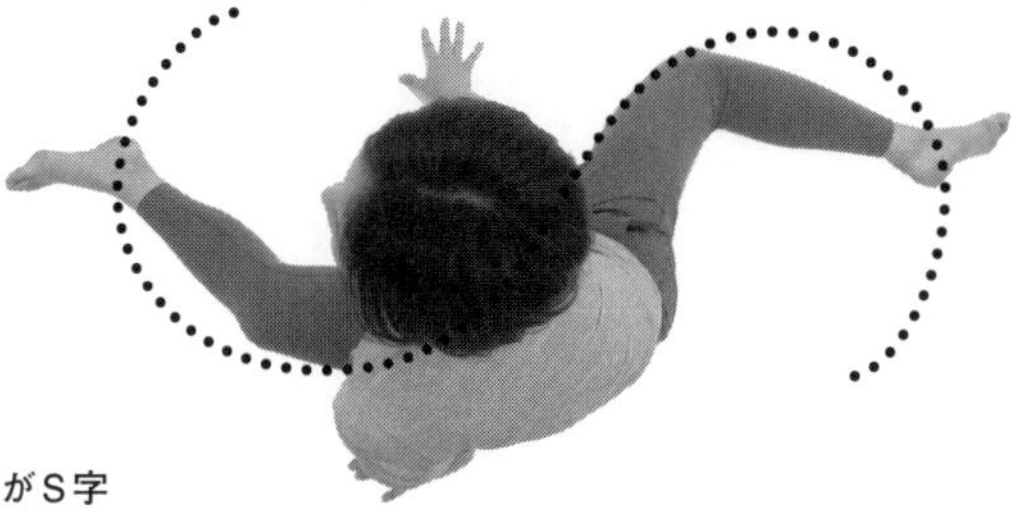

脚がＳ字

〈前後開脚を後ろから見た図〉

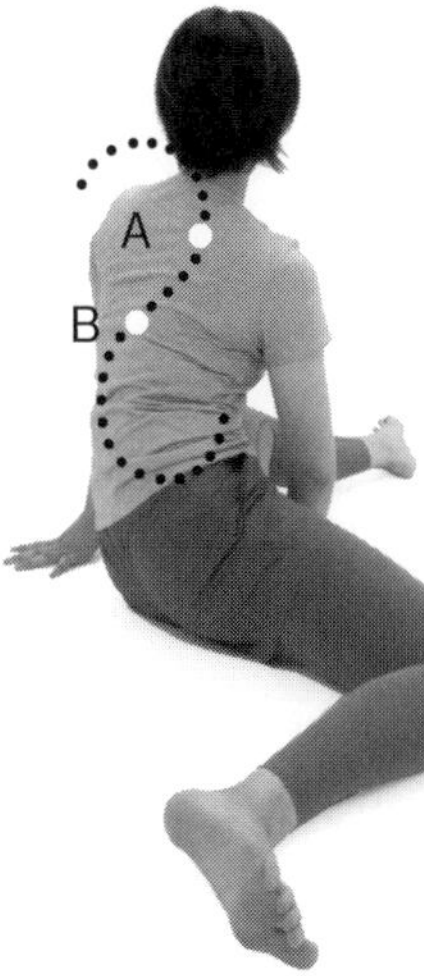

背中は逆Ｓ字

庭環境、特に母親に気を遣い、学校に気を遣う、そんな頭の良い子がS字彎曲の傾向を持っています。

S字彎曲の体は、骨盤のゆがみにももちろん関係しますが、むしろ、胸椎4，5番の右胸郭の強さに体が引っ張られているかのようです。これは頭の疲労なのです。

S字彎曲というのは、どうしても堪えきれない頭の疲労に対して体がS字を作ってバランスを取っているのであって、側弯だからといって病気ではありません。

原因は骨の病気ではなく、はっきり言ってしまえば、その子供の母親に対するストレスが主な原因です。

私感ですが、S字彎曲の子供は精神的父親不在の家庭に多く、母親はいつもキリキリして神経質です。その母親の目を常に気にしている子供。そんな家庭環境が子供のS字彎曲を作り出し易いと私は考えます。

近年では、薬の飲み過ぎで腎臓が疲労して背中が痛み、それを病院でレントゲンを撮られS字彎曲が原因と診断される人が多くなっているようです。S字彎曲でも背中は痛くはなりません。何らかのストレスに加え、薬によって肝臓・腎臓が疲労し、体が痛み出し、体が本当に歪んで後戻りできない状態の人もいるのです。

薬というのは体を治すものとは限らないということ、これは基本的に押さえておかなければなりません。

以上の事柄をまとめると、**足首の前面を真っ直ぐ伸ばせなくなるのと、骨盤が歪むということは、密接に関係していて、腓骨と脛骨の硬直を改善しなければ骨盤のゆがみは解消されないと言えるのです。**

骨盤以外の重要な場所1【頭部】

ここまで、骨盤を中心にゆがみについてお話ししてきましたが、骨盤以外の部分についても知っておくことで、より理解を深めることができますのでご紹介します。

前述の、「脚の伸びに現れるゆがみ」で、「骨盤のゆがみは、上前腸骨棘と恥骨のゆがみに顕著に現れる」と述べましたが、人体には骨盤と相似性を持つ部分が他にもあります。骨盤の上前腸骨棘と恥骨の相似形が、他の部分にもあるのです。その他の部分とは、胸郭と頭部です。

骨盤・肩胛骨・蝶形骨（頭部）の骨は連動する3構造があり、骨盤の紙コップの動きは、肩胛骨と蝶形骨にも当てはまるのです。

ですので、再び紙コップを使ってご説明します。

まずは頭部から見ていきましょう。

「蝶形骨」という骨をご存知でしょうか？　聞き慣れないと思いますが、頭蓋骨中央部、鼻腔の上方にある骨で、蝶が羽を広げたような形をしていて、その中央に脳の下垂体を載せている窩《あな》があります。この蝶形骨が、骨盤における上前腸骨棘に当たる部分となります。

そして、恥骨に当たる部分が盆《ぼん》の窪《くぼ》です。盆の窪は後頭部と首の付け根の真ん中の溝です。

〈紙コップと各部位の対応〉

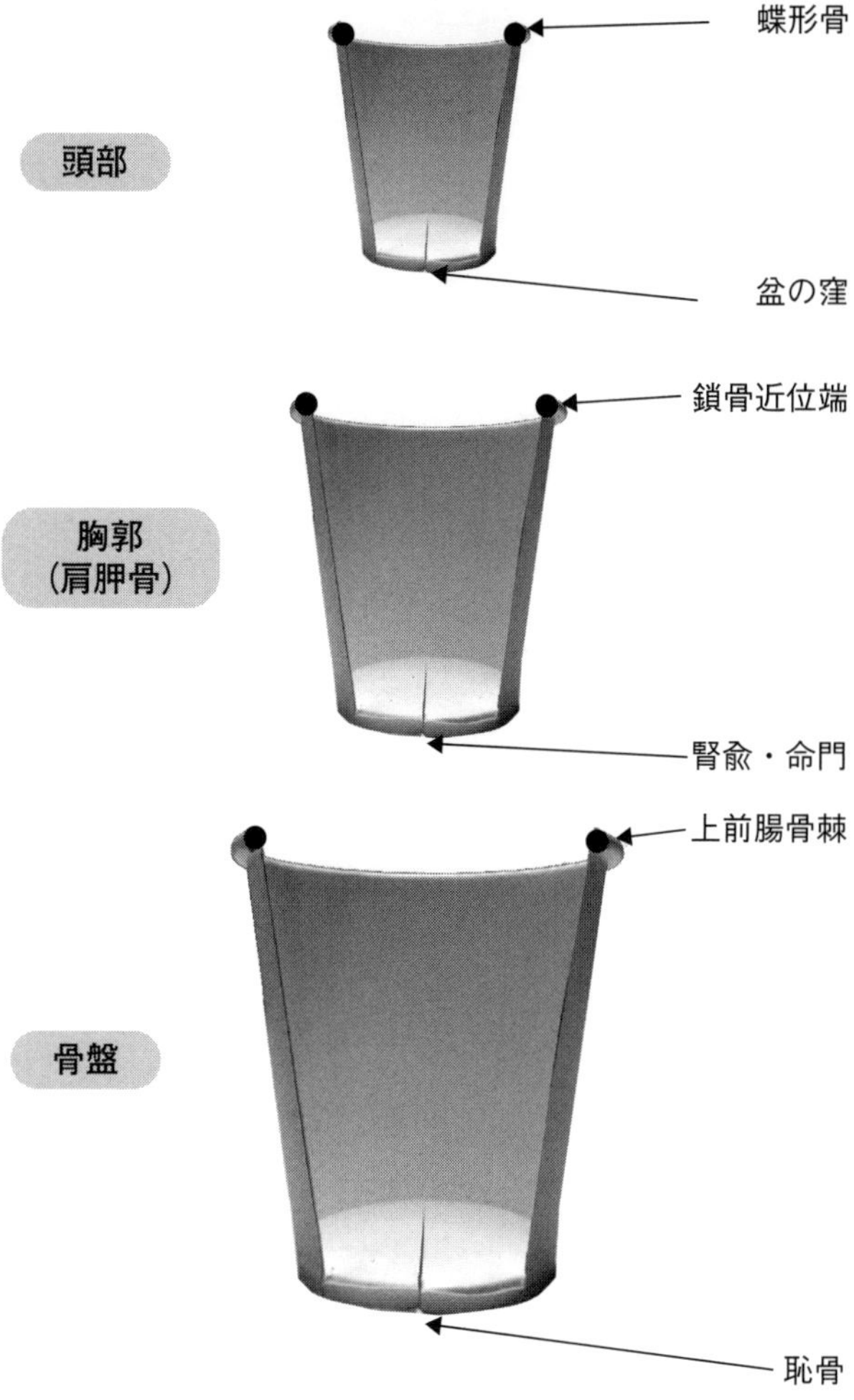

〈蝶形骨と盆の窪〉

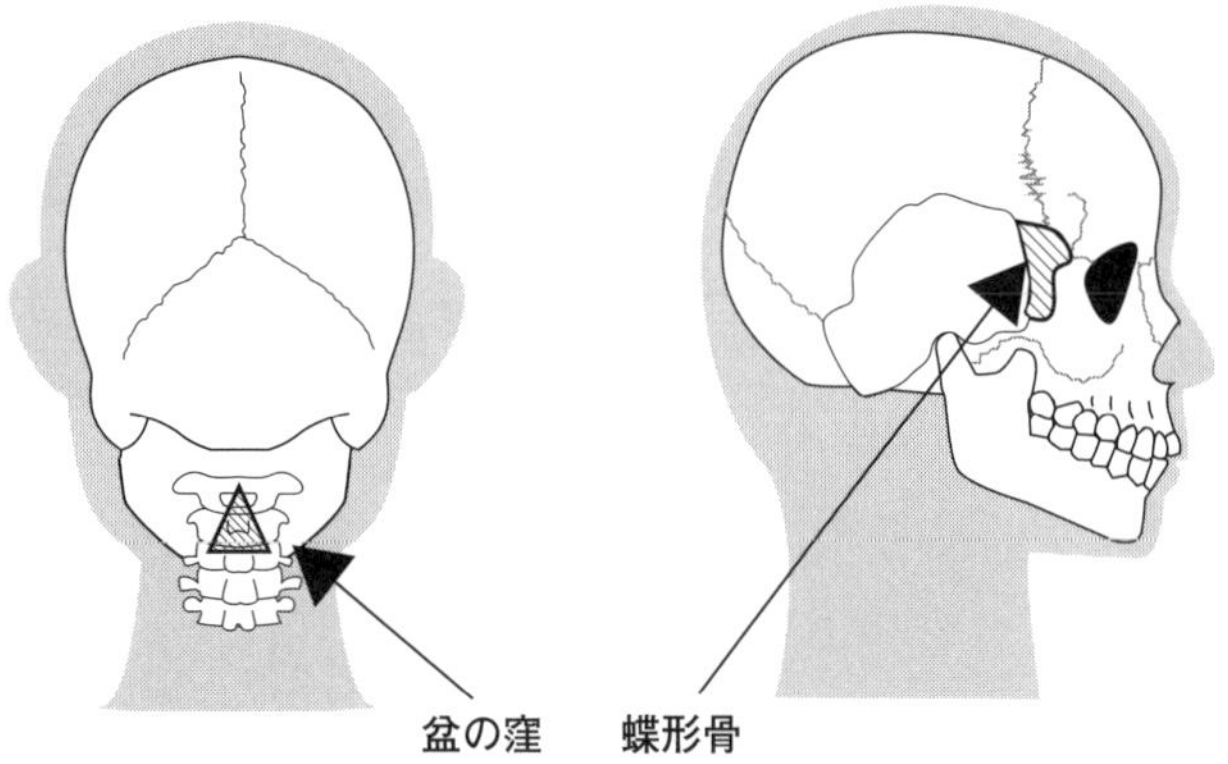

〈頭部のゆがみを紙コップで表すと…〉

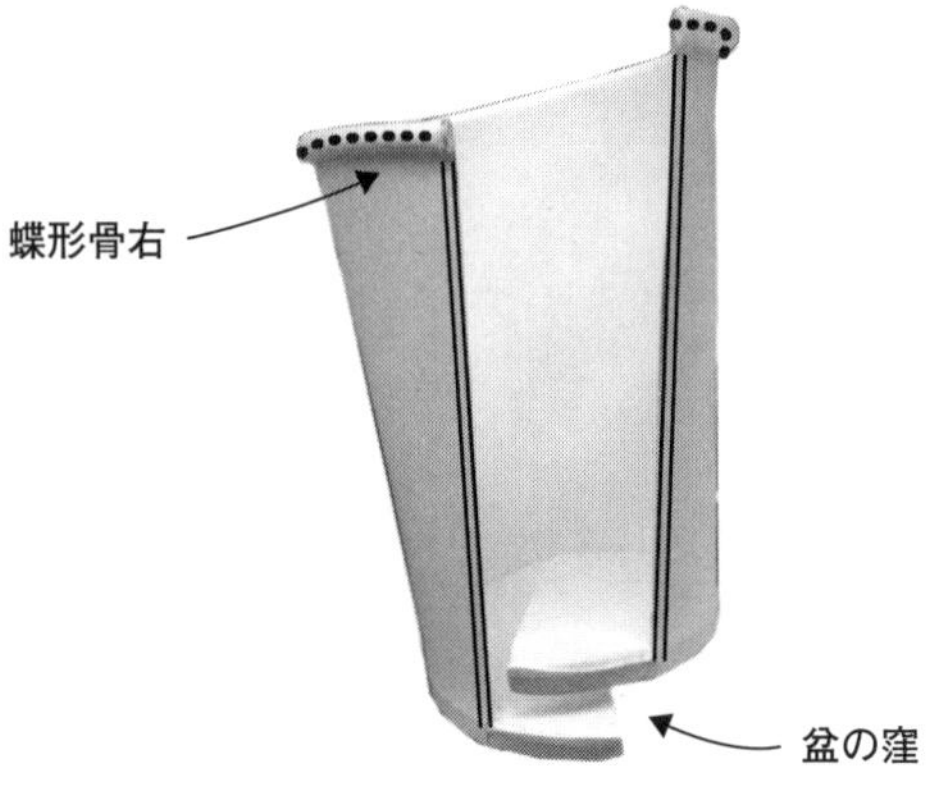

この蝶形骨は歪むと、右の耳の上あたり（こめかみの近く）が飛び出してきます。左右の耳の上を押さえると、右耳の上に圧痛が出てきます。これも骨盤紙コップのゆがみと同じで右側が出っ張った感じになるのです。

しかし、相当なストレスを受けた場合以外では、蝶形骨は単独で変位することはあまりなく、骨盤と肩胛骨（胸郭）の変位によって変位することが多いと言えます。

変位してくると盆の窪の右側の縁が硬直を起こしてきます。そうなると、頭痛や右手の指に違和感が出たりします。酷ければ脳卒中です。

蝶形骨を頭のみの施術で改善させるのはとても難しく、体の土台の骨盤、そして、肩胛骨（胸郭）のゆがみの改善が必要になってきます（体操は、後述します）。

盆の窪といえば、以前、73才になる男性が、右の肩から背中が痛くて起き上がるときに苦労すると言って来所したことがありました。

まず最初に正座をしてもらい踵の位置を確認します。男性の両踵はお尻の外側にはみ出ています。

「踵をお尻の中に揃えられますか？」

と聞くと、

「痛くて足首を真っ直ぐに伸ばせない」

と言います。

私は後ろから男性の腰を触ってすぐに言いました。

「最初から申し上げるのには大変失礼ですが、はっきり申し上げます……。食べ過ぎ飲み過ぎです」

右の背中の肝臓のラインがあるのですが、パンパンなのです。腰が下がって背中を反らすことができません。本人はごまかしますが、体はウソはつきません。

「毎日大酒、食べ物はグルメ、こういった生活はダメですよ」

「いや〜、女房が料理を作るのがうまくてね〜。外食でも私はお酒は嫌いな方じゃないから、勧められると、ついついやっちゃうんだよね〜」

飲み過ぎ食べ過ぎを他人に責任転嫁しています。

しかしながら、最近の人は男女関係なく70才を過ぎてもよく食べるのです。呆れるくらいよく飲んでよく食べます。腹がカエルの腹のようにパンパンに膨らんでもまだ食べます。

「食べることしか楽しみがない」と、最近の年寄りはよく言いますが、食をコントロールできないのは認知症の一種ではないかと私は思っています。

その男性は、盆の窪の右側の縁に硬結が出ていました。

そのため、帰り際にも、再三、過食過飲に注意するよう言いましたが、右の背中が痛いのは重い荷物を持って海外旅行に行ったからと、自分で勝手に良いように理由を作り、それに自分一人で納得して帰ってゆきました。

こういった人は倒れるかもしれません。過食がいかに自分の体の負担になっているか他人が言っても反省しませんから。

骨盤以外の重要な場所2【胸郭】

次に、肩胛骨（胸郭）を見てみましょう。

骨盤における上前腸骨棘に当たる部分が鎖骨近位端です。鎖骨近位端というのは、喉の下あたりに飛び出した左右の鎖骨の出っ張りですが（左図参照）、ほとんどの場合、右の鎖骨が硬直し右鎖骨近位端が飛び出してきます。これは骨盤の右上前腸骨棘と同じ動きです。

体の左右に鎖骨と肩胛骨はありますが、前述したように、胸郭をひとつの紙コップと考えれば、胸郭は、胸椎4，5番を起点として、骨盤と同じように右側が前方に捻れてゆく傾向があります。

そして、胸郭においての、骨盤における恥骨に当たる部分にあるのは腎兪《じんゆ》と命門《めいもん》です。腎兪・命門というのは鍼灸の経穴の名称ですが、腎兪は腰椎3番の骨の左右のキワで、命門というのは腰椎2，3番の骨の間にあります。

前著『ゆがみを直す整体学』では肩胛骨と腸骨のバランスは、腎臓のある胸椎10，11番でX字に交わる旨の説明をしました。ですので、胸郭の、恥骨に相当する部分は、胸椎10，11番であると思いがちですが、この腎兪・命門という場所は、胸椎10，11番を支えている場所ですの

〈鎖骨近位端、命門、腎兪、恥骨の位置〉

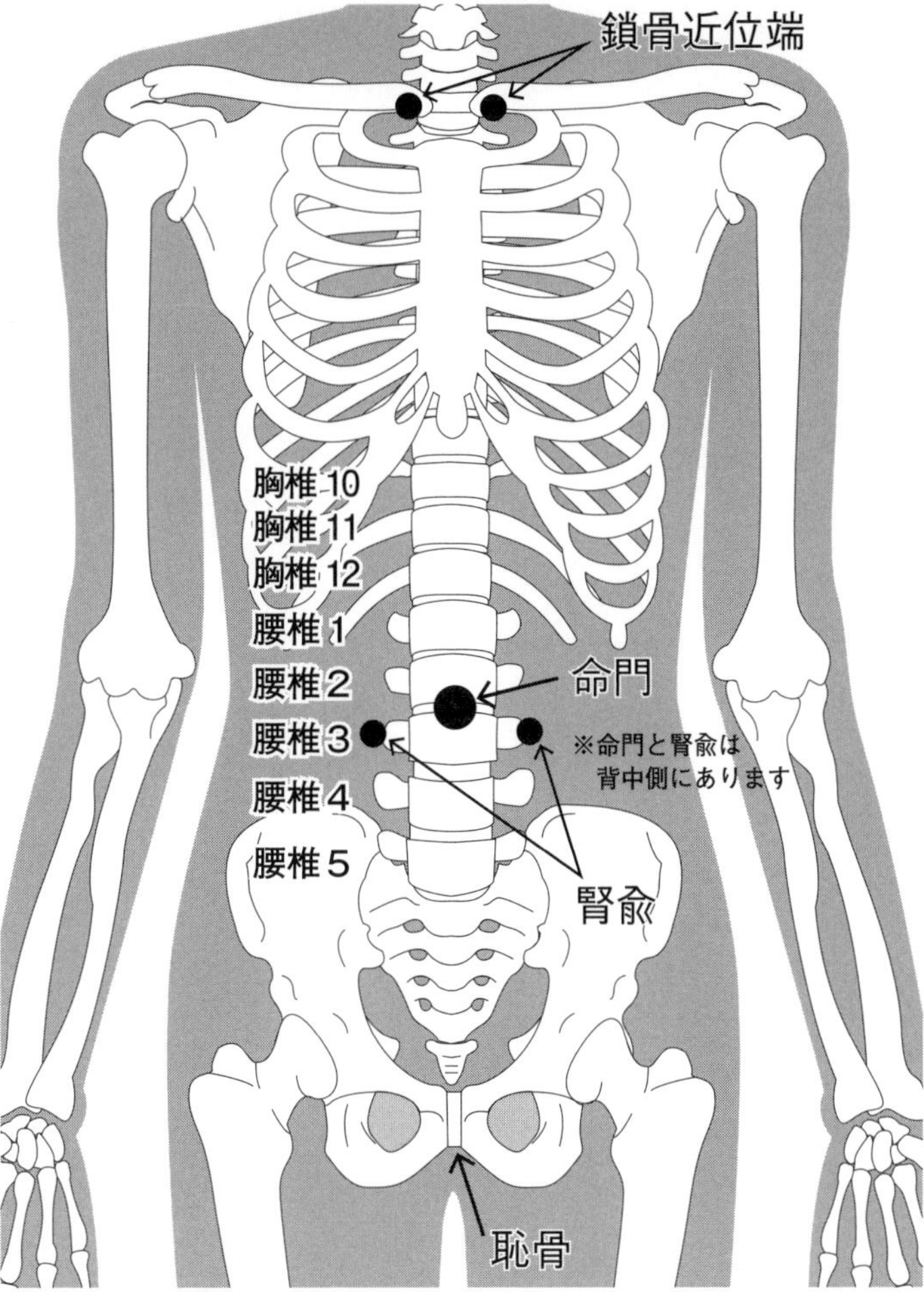

で、立体的に人体を考えたときに紙コップのゆがみに相当する場所は、腎兪・命門になると考えられます。

つまり、骨盤が歪めば胸部や頭部にまでそのゆがみは波及するのです。

恥骨↓腎兪・命門↓盆の窪

上前腸骨棘↓鎖骨近位端↓蝶形骨

要約すると人体のゆがみは、この場所のゆがみなのです。全てが急処です。その元が構造的には前述した骨盤のA／B／Cのラインに、これまた集約されているのです。

腎兪・命門には腎臓の問題があると硬結（硬直した塊）が現れるし、盆の窪は、脳卒中（脳梗塞や脳溢血）で倒れる前に、必ず、その溝が埋まってきます。特に右側の縁に硬結が出てくると、そういった傾向に入っていることになります。

〈骨盤のゆがみが胸郭や頭部まで波及する〉

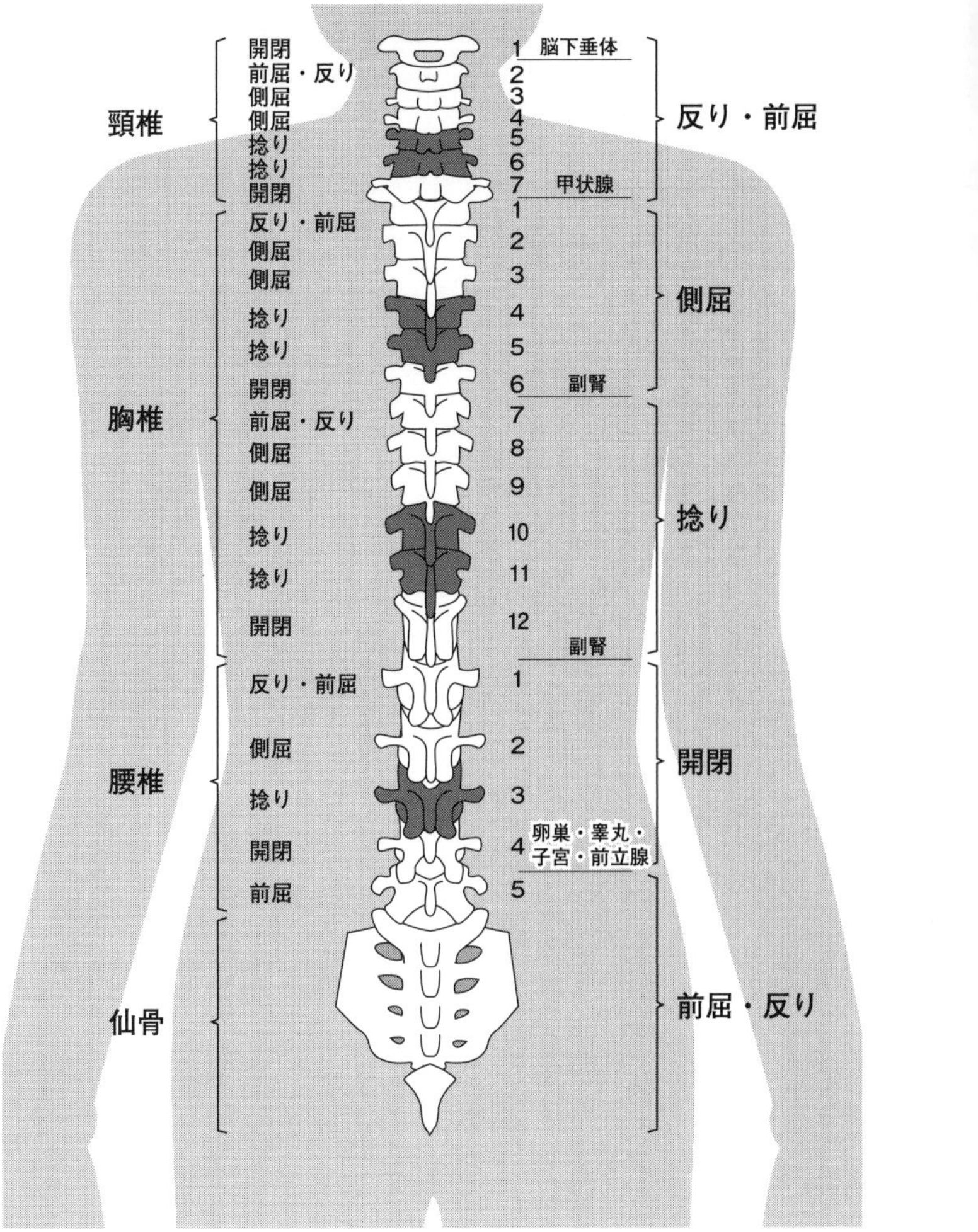

骨盤以外の重要な場所3【橈骨・尺骨】

盆の窪と鎖骨近位端以外にもゆがみが現れる場所があります。それが腓骨・脛骨、そして橈《とう》骨《こつ》・尺骨《しゃっこつ》です。腓骨と脛骨は40ページでも既にご紹介しましたが、腓骨は膝下の外側にある骨、脛骨は膝下の太い骨です。尺骨は肘から手首にかけての小指側にある骨、橈骨は親指側の骨です。

まずは、橈骨と尺骨から見ていきましょう。

手の平を上に向けたときの手の形を回外《かいがい》、手の平を下に向けたときの手の形を回内《かいない》といいます。橈骨と尺骨は、手の平を天井方向に向けたとき、つまり回外の形にしたときは並行ですが、手の平を床方向に向けるとき、つまり回内の状態にしたときはクロスします。

尺骨は回外の状態にする動きの中で、肩胛骨の外縁を締めることをしています。手の平を強く握って腕を回外することで肩胛骨を締め、胸郭を絞る、つまり胸を開くのです。これは、腰の反りと同様に活力となります。また、頭の力(脳力)の源となる力を生みます。ただし、訓練をすれば回内の状態にしても、さらに肩胛骨を絞ることができるようになります。

つまり、尺骨の回外運動は肩胛骨の絞りを作る役割が有り、この力が、体を歪ませない力や体の中心を作る力になるのです。

〈右の手の平を天井方向に向けた状態〉

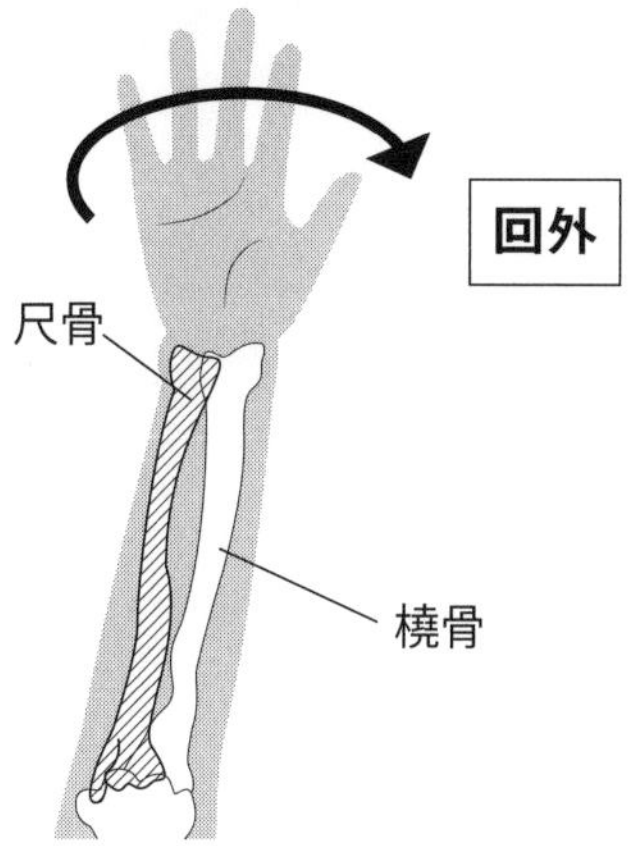

〈右の手の平を床方向に向けた状態〉

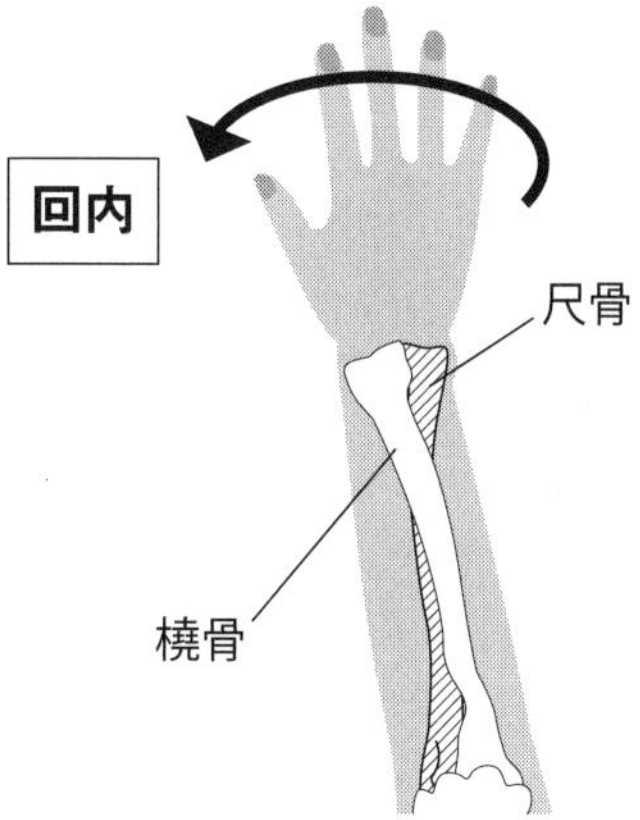

猫背や巻き肩など、姿勢の悪い方の多くは、肩が前に入っている状態になってしまっています。肩が前に入るというのは、手の平が回内になることで、肩胛骨を絞る力がなくなっていることを意味します。常に橈骨と尺骨がクロス状態ということです。これは脳疲労の典型です。

現代人は、手の平を床方向にしたまま腕を前に伸ばすと、肘の内側（肘窩《ちゅうか》）が内側に向いてしまい、脇が締まらず肘の内側（肘窩）を天井方向に向けたままにできない人が、圧倒的に多いのです。

肩胛骨の絞りがなくなってくると、肩が前に入り、鎖骨の近位端が飛び出してくるのです。肩胛骨の絞る力と頭の脳力とは密接に関係していて、ストレス状態が長いと必ずクロスが作られてきます。

上前腸骨棘↓鎖骨近位端↓蝶形骨↓尺骨と橈骨のクロス状態

左側の写真をご覧ください。これが慢性関節リウマチの人の形です。両腕のクロス状態です。肘が外に開き、幽霊のように「うらめしや～」という手の形になります。

リウマチの根本原因は、その人が誰かに「うらめしや～」と、憎み恨みしていることがあるように私には感じます。本人は口に出しませんが、実親や義理の父母に対する恨み。旦那に対

〈うらめしや〜の手〉

〈肩が前に入っている状態〉

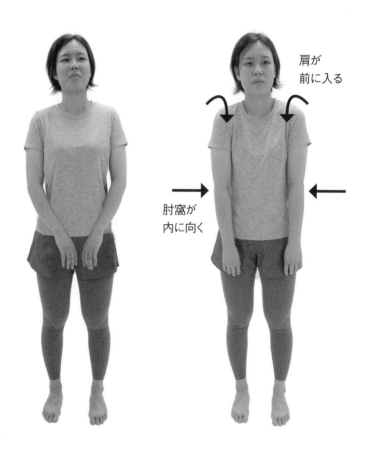

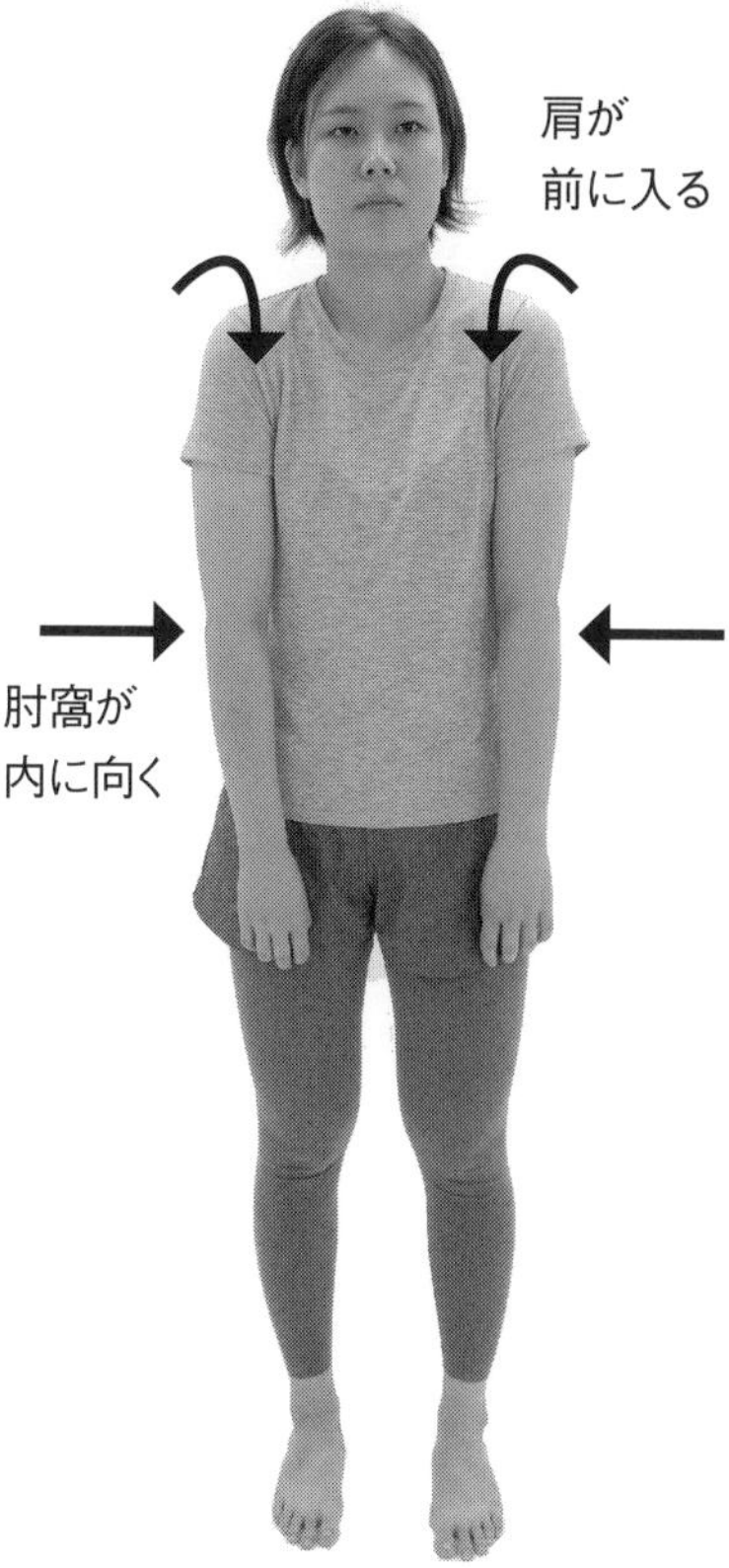

する憎しみ。言うに言えないストレスを自分の体にしまい込んで脳が疲労しているのです。

五十肩や手首の腫れなども、脳疲労の傾向です。血液の成分が原因ではありません。

ですので、リウマチや五十肩や手首が痛くて曲げられないと言う人は、改善には時間がかかります。**生活の場（生活環境）を根底から変えて、精神的な休養を取り、自分らしい生活に移行することが本当の治療法になる**のです。

尺骨は蝶形骨と同様に、最終的に体のゆがみが入るところなのです。尺骨の変位が歪んだ体をロックさせるといっても良いでしょう。

ですから、体のゆがみを取り除いてゆくには、前述した**骨盤紙コップ理論の骨盤A／B／Cのラインをまず改善し、並行して尺骨及び腓骨にロックが入らないようにしなければなりません。**

ところで、皆さんは骨間膜《こっかんまく》というものを耳にしたことはあるでしょうか。

専門的な名称ですので、聞いたことがあまりない人が多いと思いますが、この骨間膜という

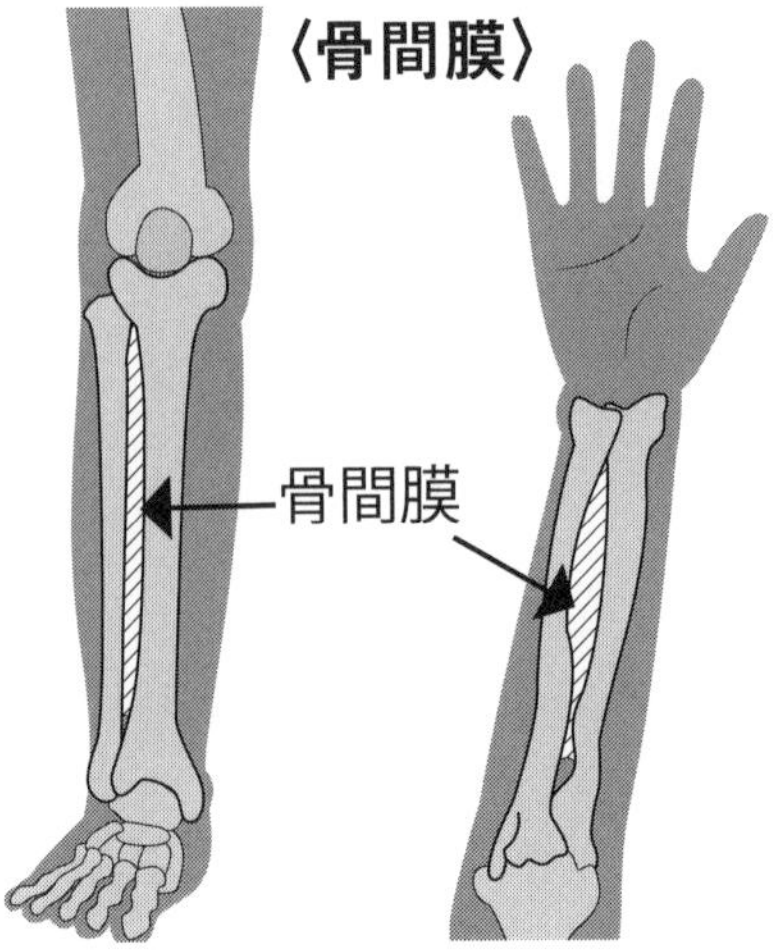

のは、人の体に2カ所しかありません。ひとつは、前腕の橈骨と尺骨の間、もうひとつは下腿の腓骨と脛骨の間にあります。この骨間膜は薄いのですが、とても丈夫な結合組織性の膜です。

外傷骨折などで骨間膜は損傷するケースはありますが、普通の生活で自然に破けたりはしません。

しかしながら、この前腕（橈骨と尺骨）と下腿（腓骨と脛骨）の骨間膜は脳疲労によって硬くなってゆくと考えられます。

そうなると、前腕では小指側の尺骨頭が出っ張ってきます。手の平を下に向け腕を前方に伸ばすと、天井方向に出っ張っているのがわかると思います。多くは右手の尺骨です。

尺骨頭が出っ張ってきたということは、橈骨と尺骨がクロスの状態が継続的に入っているということです。

それを矯正する、一番効果的な体操は、背中の

〈出っ張る尺骨頭〉

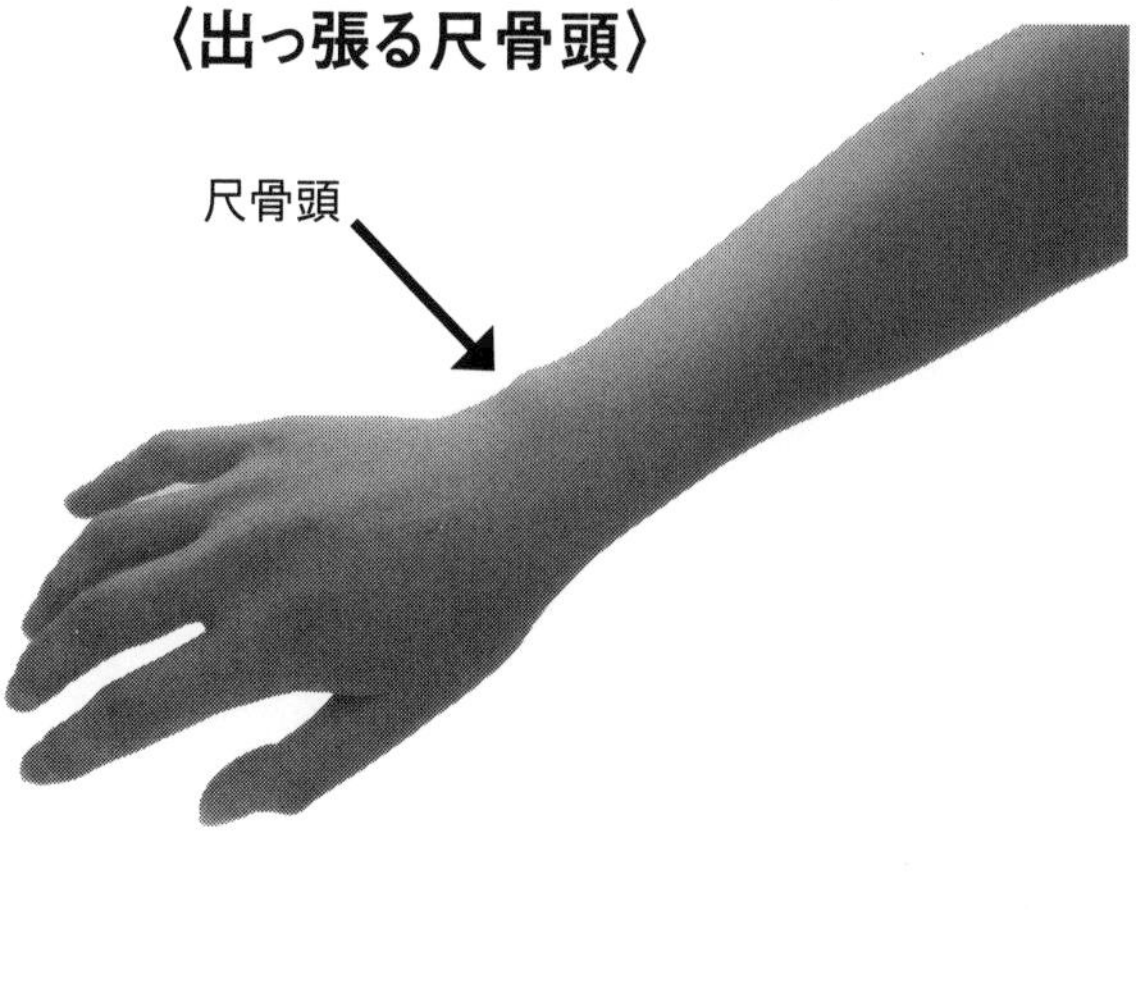

後ろ手を組む体操です。

　下から背中に回した方の腕の尺骨は、最大限に並行状態です。右腕が左腕より圧倒的に下から回しづらいのは、右の腕の尺骨がクロスの状態に入り易いからと言えます。尺骨がクロス状態だと肩が前に入ります。肩が前に入ると背中を反らす動きもなくなるのです。

　最初はなかなかできないのが普通ですから、タオルを両手で後ろから回して掴んで、引っ張り合いをしたりして、少しずつ行なっていってください。

　ただし無理は禁物です。腕力で伸ばすのではなく、背中を反らす動きが大事なのです。

　右の尺骨は脳疲労と特に深い関係があります。脳卒中で倒れるような人は、後ろ手を組む体操など左右共に不可能で、右の中指が痺れる

〈後ろ手を組む体操〉

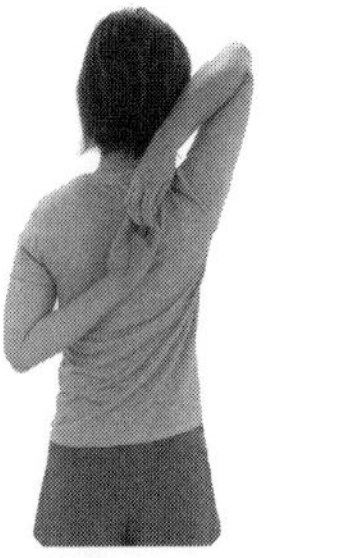

①右手を上から、左手を下から背中に回し指を組む

②手の上下を換えて同様に指を組む

〈後ろ手を組む体操2〉

指が組めない人はタオルを持って行なってください

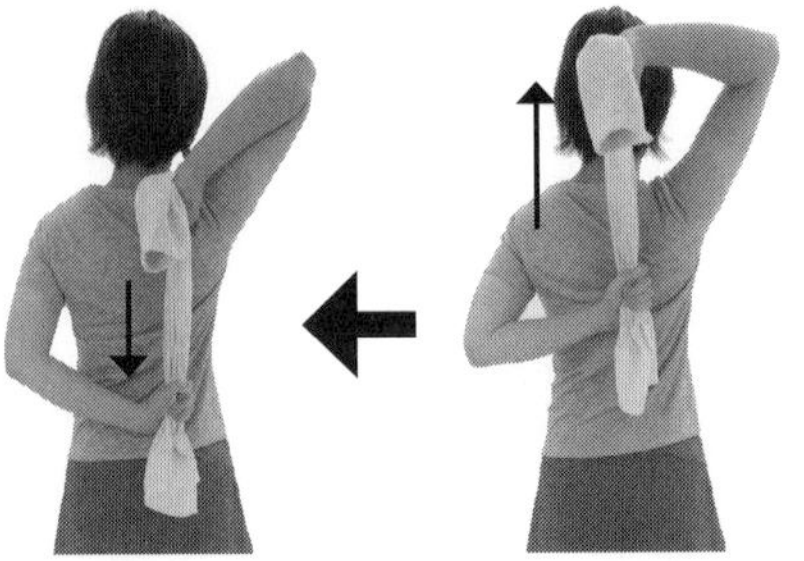

①右手で上に引っ張る

②左手で下に引っ張る

③手の上下を変え、同様に上下に引っ張る

とか、右手の不調を訴えてきます。

人体の構造上、男女共、誰もができるはずの形ですが、男性の場合、「ボクは胸板が厚いからできないよ」とか、「腕が短いからできない」とか言ってきます。しかし、そういう男性は、なんでもかんでも腕力なのです。筋力腕力で体を動かし、マッチョな分厚い体を目指しジムに通う。そんな人が多いのです。

やはり、体というのは、その人のセンスで作り上げられています。背中が反れなく丸まった体は、後ろ手を組めません。背中を反ることで後ろ手が組めるのです。腕力ではないのです。腕力でやると筋をちがえてしまいます。

普段から前ばかり意識している体、重心が前のめりになっている体、自分の背中を意識できない体は、背中が反れなくなりがちです。

〈丸まっている体〉

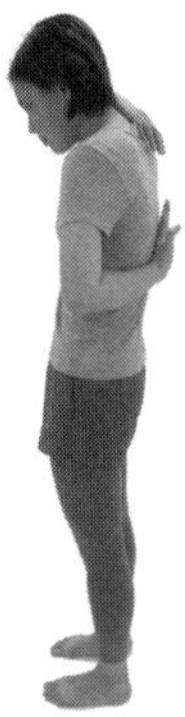

▶手が届かない

後ろ手が組めない人は、肩胛骨が開き、体が前のめりで、背中を反る力が不足しているのです。

それに加えて、尺骨と橈骨がクロス気味であるということです。腕力で組もうとしても絶対に指は届きません。

〈反っている体〉

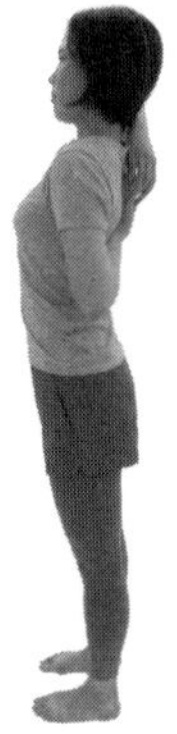

▶手が届く

下から回してゆく方の腕の尺骨と橈骨は並行になります。並行でなければ後ろに回らないのです。「背中が反って尺骨と橈骨が並行」この条件がそろって下から回した手が上に上がって行きます。

上から回した腕も、尺骨と橈骨が並行状態です。

骨盤以外の重要な場所4【腓骨・脛骨】

次に、腓骨と脛骨の動きについて見てみましょう。

腓骨というのは簡単に言うと、腰が崩れたり、落ちたりしないようにしている「つっかえ棒」の役割があります。また、腰の絞りとヒップアップを維持するために存在しているとも言えます。

手の平を回内・回外させ肩胛骨の絞りを作るため、尺骨はクロスしたり並行になりますが、腓骨では、足首の方向を真っ直ぐに、そして、足首の前面を真っ直ぐに伸ばすことが尺骨の並行と同じ作用を生みます（または、後述する足の表裏の座法の作用）。ですので、腓骨にはクロスは要りません。足首の伸びが大事なのです。

例えば、こむら返りで膝外の腓骨筋がツルのも、このつっかえ棒に負荷が入ってきているからです。

骨盤A／B／Cのラインで言えば、特にBのラインが硬直を起こしています。消化器系、腎臓、肝臓、心臓に負担が入っている体なのです。

つまり、食べ過ぎ飲み過ぎの疲れた体です。水分が足りないとか、冷えだとか、マグネシウムが足りないとかではありません。足りないのではなく、入れ過ぎなのです。

肝硬変になる人は右脚が、心臓病になる人は左脚がよくツルようになります。つっかえ棒が外れそうだという訴えです。

つまり、脚の腓骨では、遠位の腓骨頭（外踝《そとくるぶし》）が後下方に変位する状態になっているのですが、腓骨が後下方変位すれば、足首の前面が真っ直ぐ伸びない状態になってゆきます。

腓骨が変位すると、押さえて圧痛が出る場所があります。ツボの様なところなのですが、そこは外踝の後ろです。

硬い塊のような物が出ていて、ここを押さえるとかなり痛いというのは、骨盤がそうとう疲れているということです。

左外踝の後ろだったら、左骨盤が落ちてきている事を意味していて、右外踝だったら、右骨盤が過緊張気味であることを意味しています。共に腓骨が後下方に変位している状態です。

ちなみに、整体では、この場所を使って骨盤を緩ませたり締めたりというやり方があります。

また、肝臓疲労から内臓機能の炎症状態、例えば、「血尿が出る」という場合は必ず右腓骨が異常に後下方に変位しています。腫瘍物のできる体がこの右外踝の硬結に現れます。

施術所にいらした方をうつ伏せにして、右ふくらはぎの後ろの足首に近いところ（ふくらはぎを膝後ろから足首まで三分割した足首よりの下三分の一の腓骨の場所）を、天井方向から床方向に押さえると、左に比べて凸しているのがわかることがあります。そのような方の場合、その場所を押さえると飛び上がるほど痛がります。優しく適度に押さえて刺激を入れると捻れの傾向が収まり、肝臓機能が修復する場所でもあります。

腓骨の変位は尺骨や橈骨の変異と比べてわかりにくい傾向があります。というのも、腕では尺骨頭が出っ張ってきますのでわかり易いのですが、骨盤には捻れの特徴（右過緊張

〈外踝の位置〉

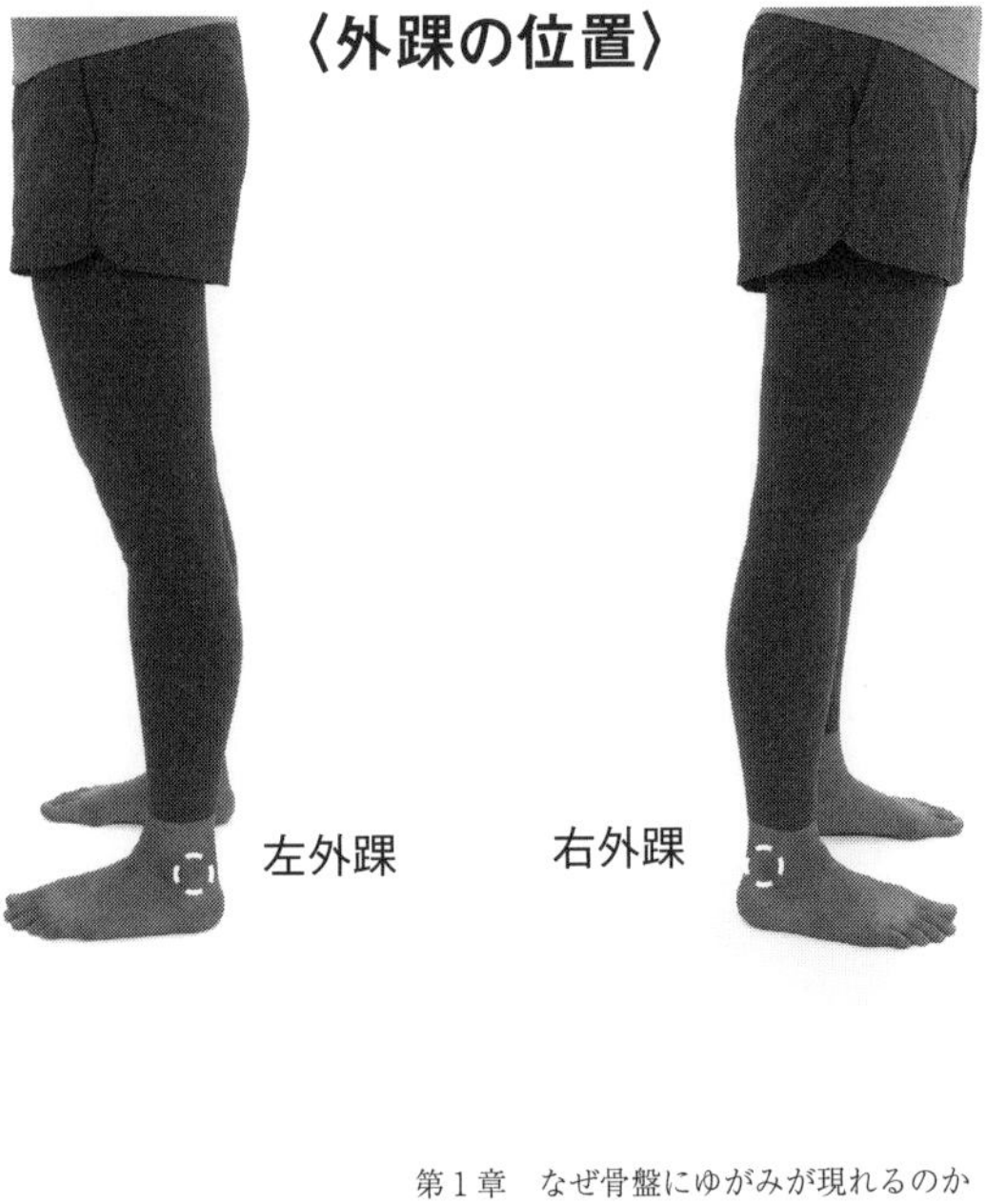

で左弛緩）があるために、整体学的には左右の腓骨は異なる変位をするからです。

整体学では次のような傾向があると考えています。

左腓骨は左腓骨頭（膝に近い部分）と左腓骨外踝は共に後下方に変位。

右腓骨は右腓骨頭は前下方に、右腓骨外踝は後下方に変位。

運動学的にも、腓骨は過剰な運動時に弦運動を起こすと言われています。つまり、過剰な負荷に耐えるために、弓なりにたわむのです。腰を支えているつっかえ棒ですから、当然と言えば当然です。

腓骨疲労骨折という、スポーツ選手にみられる骨折があります。

〈肝機能が修復する場所〉

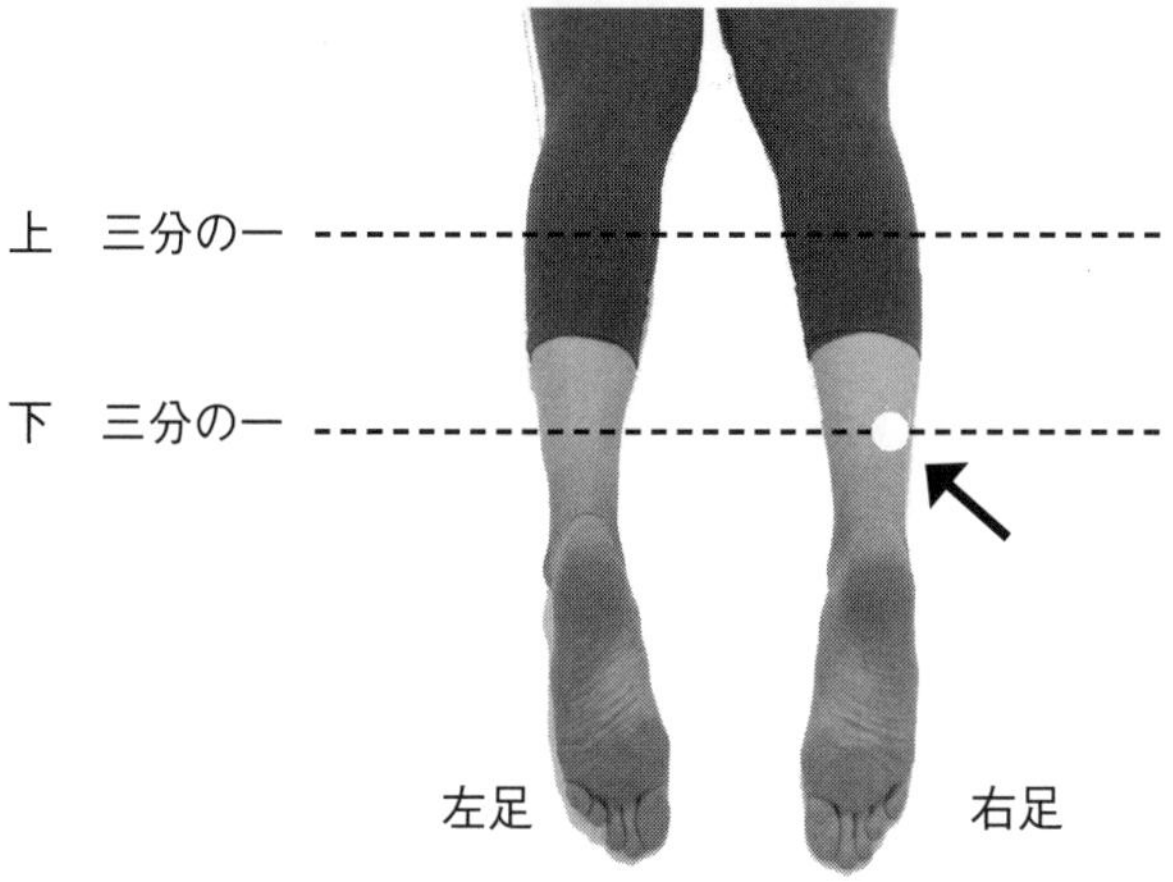

長距離ランナーや疾走系の選手に多いのは、下三分の一の腓骨が骨折する例です。

また、ジャンプするような跳躍の選手に多いのは、上三分の一の腓骨骨折です。

人は大概、右足が推進力で、左足が舵取りの役目をしています。ですので、トラック競技で円周を回る場合、だいたいが左回りです。右足で蹴る力の方が強いからです。ですので、腓骨外踝は左右とも後下方に下がりますので、疾走系の腓骨骨折は左右とも起こると言えますが、上三分の一が骨折する跳躍系は、右足が多いのではないでしょうか。

先ほど肝機能の修正ポイントが右ふくらはぎ下三分の一に出るとお話ししましたが、これは、相当重症な状態であることを示しているのです。

腓骨は、上前腸骨棘と恥骨の両方の支えの部

〈腓骨の変異〉

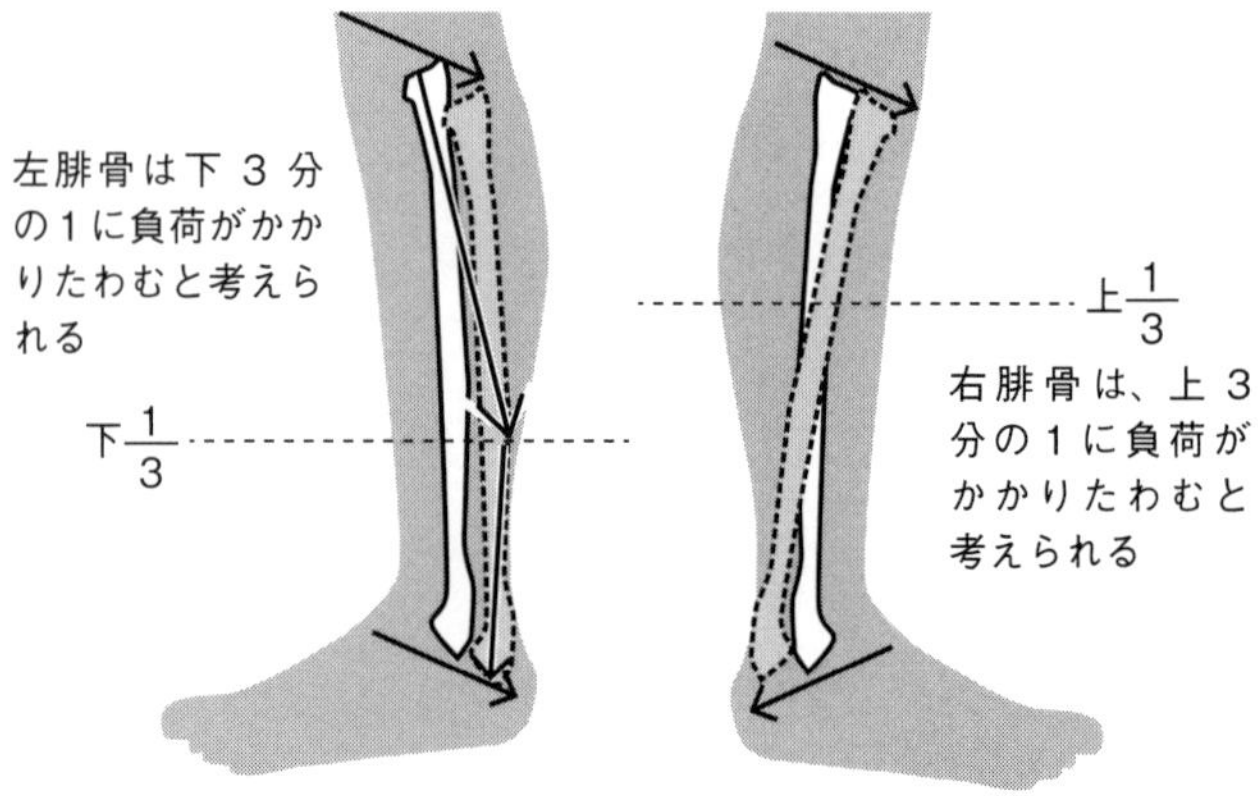

左腓骨は下3分の1に負荷がかかりたわむと考えられる
下$\frac{1}{3}$
上$\frac{1}{3}$
右腓骨は、上3分の1に負荷がかかりたわむと考えられる

分とも言えますので、この部分には常に負荷がかかっています。

膝の変形は、このつっかえ棒が不安定になって、元の位置に戻らないことを意味しています。膝痛は、腎臓が疲労し肋骨が下がって、腰が全体的に落ちていることを表しているのです。膝の問題は肋骨の下がりと腎臓疲労です。コンドロイチンとかグルコサミンを摂っても、完治には至りません。

腓骨の負荷は、連動して足首の前面を硬直させてゆきます。膝が痛くてとか、足首が痛くて、などといった理由で正座ができなくなったら重症です。

正座ができないということは、胸椎10，11番がロックして背中及び腰の反りができなくなり、糖尿病の傾向の体になったことを意味します。肋骨が硬直すると体の循環が悪くなり糖尿病になり易いのです。

腓骨と脛骨、そして前にお話しした橈骨と尺骨、この2カ所の部分の癒合は、腎臓と連動して胸椎10，11番を硬直させて肋骨を下げ、体のゆがみの固定化を最終的に作り上げます。そのため、この2カ所の改善は、ゆがみを直すためには必要不可欠です。

とくに腓骨は、歪んでしまった骨盤を整え、腰の絞りをキープする上で大変重要な場所になります。そのため、腓骨の矯正体操は骨盤の矯正体操にもなります。

そして、その矯正体操として有効なのは、禅のお坊さんが行なう、結跏趺坐《けっかふざ》、つまり座禅です。結跏趺坐は左右の足首を太ももの上に載せますので、足首を真っ直ぐに伸ばさざるを得ません。むしろ、足首が真っ直ぐに伸ばせるから結跏趺坐ができると言っても良いでしょう。この形は股関節の柔軟性は関係ありません。この形で腓骨の矯正をしているのです。

左足を上に載せる形を降魔坐《ごうまざ》、右足を上に載せる形を吉祥坐《きっしょうざ》といいます。これを丹念に毎日行なうことで、膝痛の解消ができます。また、股関節が癒着する傾向の人にも非常に効果があります。この体操の詳しい内容は、第2章で述べたいと思います。

先に紹介した尺骨の矯正体操（後ろ手を組む体操）と第2章でご紹介する腓骨の矯正体操＝骨盤体操を一緒に行なえば、ほぼ理想的な整体体操（ＦＰＭ体操）になります。

第２章 ゆがみを直す骨盤体操

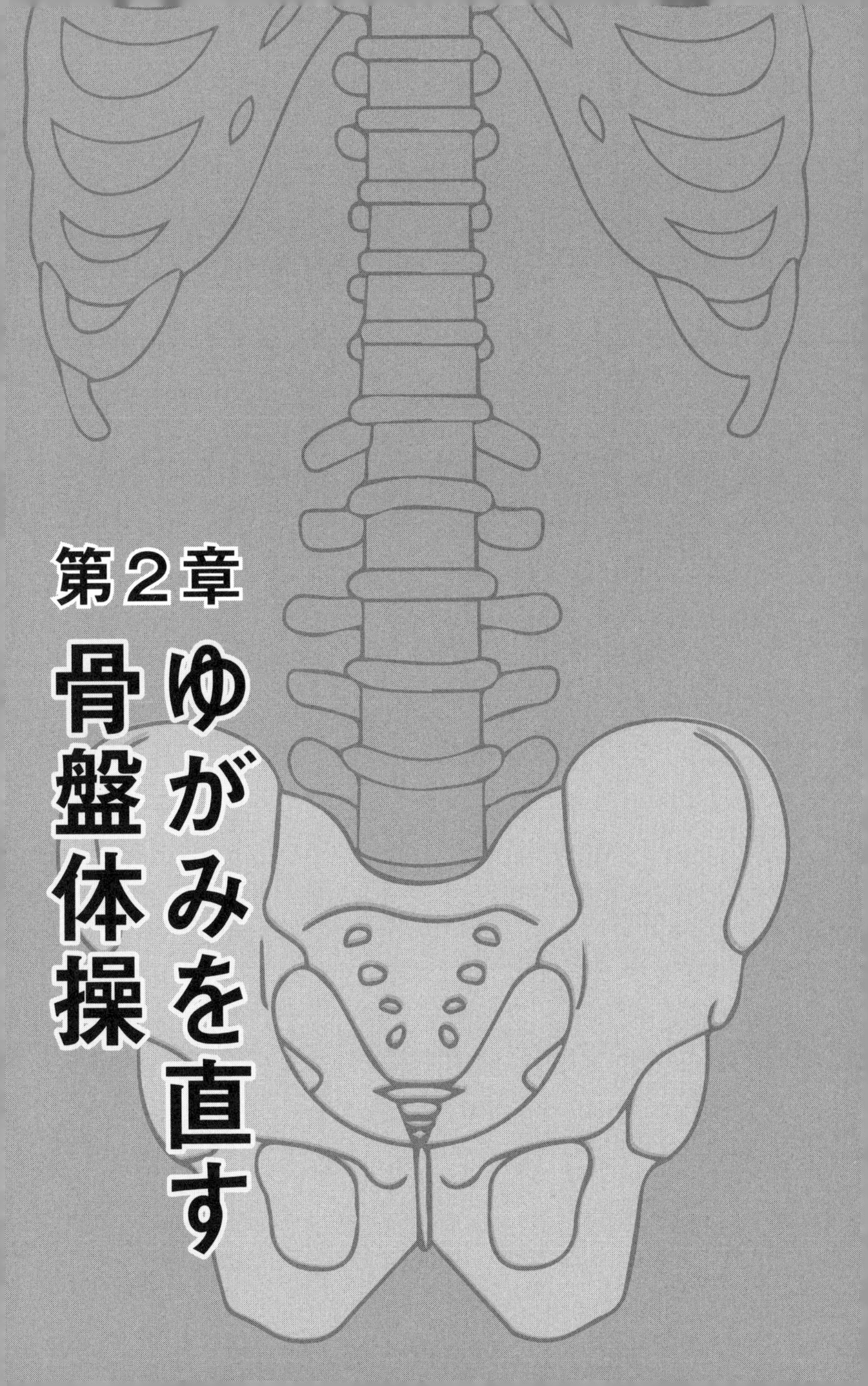

体操の概要

第1章で詳しくお話ししましたが、体の捻れに大きく関与している部分は、骨盤A／B／Cのライン、そして、足首の前面の伸びと腓骨です。

そのため、この章では骨盤のA／B／Cのラインを改善する最も効果的な体操である腓骨の矯正体操＝骨盤体操を3つご紹介してきます。

特に骨盤体操は、人の体を変えてゆくためにどうしても必要な体操です。これらの体操を、ポイントを絞りコツコツ着実に行なえば、必ず体の変化は実感できるはずです。

紹介する体操の中には、体が硬い方にとっては、難しいと感じられる動きもあるでしょう。ですが、最初から、「私は体が硬いからできない」とか、「これは無理」と言って諦めてはいけません。そのようなネガティブな言葉を発するから、できないのです。自分から自分に「できない」、「無理」と最初から断定すれば、もうそれで一生できません。決してできません。そのような言葉は口に出してはいけないのです。

ポイントをきちんと押さえて体操を行なえば、見本通りにはできなくても体には効果が感じられるはずです。諦めずに続けてみてください。

体操の注意点

骨盤A／B／Cのラインを、自分の骨盤のラインに投影させて体操を行なってください。また体操を行なう際は、「呼吸をとめない」ことと「踏ん張らない」ことが重要です。ゆっくりと息を吐きながら体を倒し、強引に曲げようとしないでください。自分の体重を利用して、筋力に頼らないことを心掛けてください。

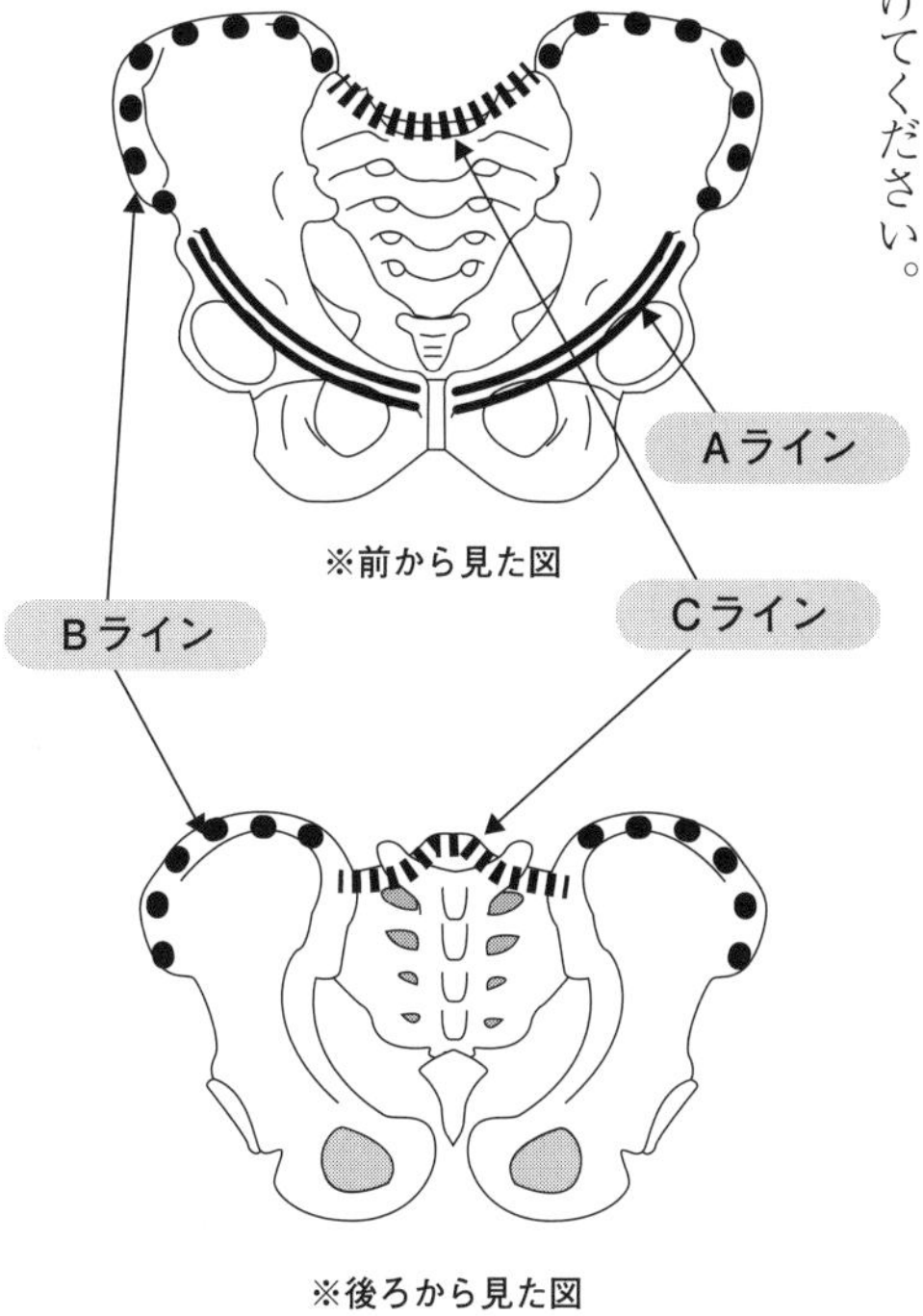

※前から見た図

※後ろから見た図

1・結跏趺坐体操

いわゆる座禅の形を作る体操です。
脚の組み方によって、降魔坐《ごうまざ》と吉祥坐《きっしょうざ》と呼ばれる2パターンがあります。宗派や国によっては組み方の呼び名が逆になることもあると聞きますが、ここではあくまでも体操としての形ですので一応次のように定義します。

〈降魔坐〉

先に右足の甲を左脚の太ももの上に載せ、次に左足の甲を右脚の太ももの上に重ねて載せる。(結果、左足が右足の上になる)

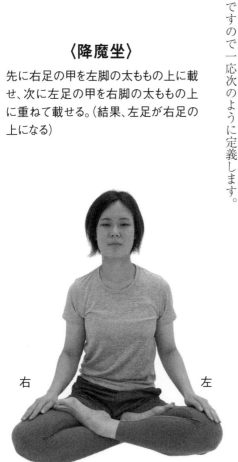

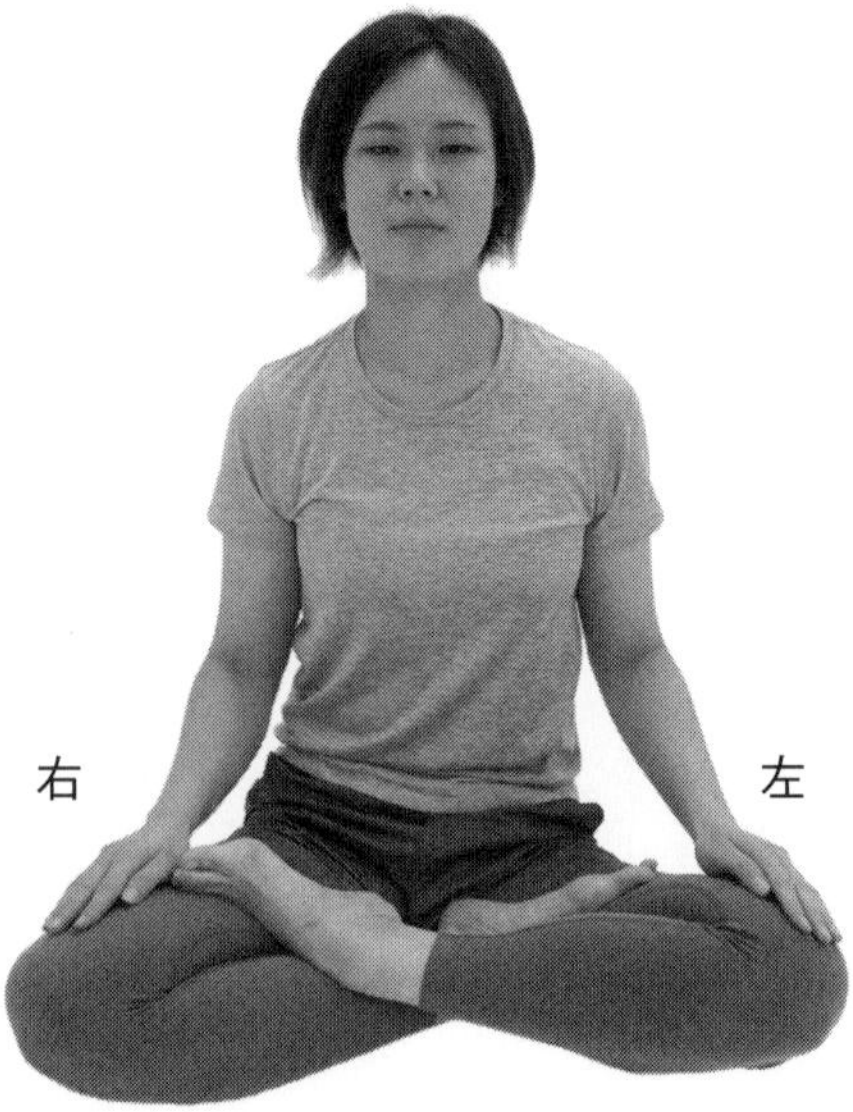

〈吉祥坐〉

先に左足の甲を右脚の太ももの上に載せ、次に右足の甲を左脚の太ももの上に重ねて載せる。(結果、右足が左足の上になる)

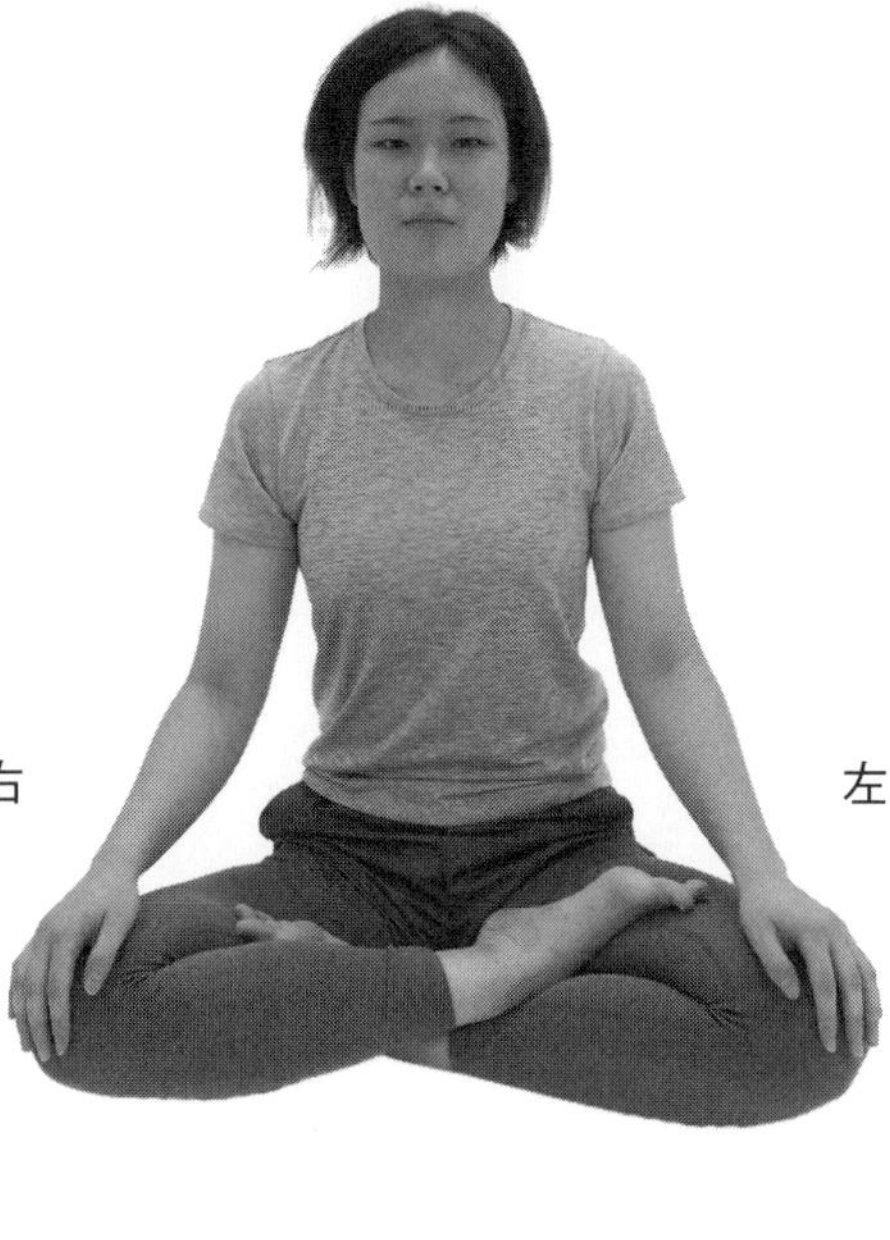

結跏趺坐体操の意味

これからご紹介する結跏趺坐体操の形は、仏像などが坐した形ですが、だからといって瞑想などの宗教的なものと考えるのではなく、あくまでも体のゆがみを取ってゆく体操の意味合いとして考えたときに、その形の素晴らしさがよくわかります。

この結跏趺坐を行なうことで、その人の骨盤のおおよそのゆがみを矯正することができます。腓骨と脛骨に弾力を作り、足首の前面を伸ばし、つま先の方向を真っ直ぐにさせるからです。

結跏趺坐を行なうと、太ももが太いからできないとか、股関節が硬いからできないと仰る方がいらっしゃいますが、できない理由はそこにはありません。足首が硬く歪んでいることと、側腹（脇腹・骨盤Bライン）が硬直していることで、形がとれないのです。

ですので、この結跏趺坐の体操は、骨盤Bラインを主にした、A、C全てのラインの修正の体操になります。

ちなみに、仏像の手の形にも降魔印《ごうまいん》というものがあります。これは触地印《そくちいん》とも呼ばれ、釈迦が悟りを開く直前に現れた悪魔を退散させたときの手のポーズと言われています。
坐法の降魔坐にも同じような意味（病魔を退散させる）があるのかも知れません。
釈迦が悟りを開いたときの座り方は、吉祥坐で手は降魔印だったと言われています。

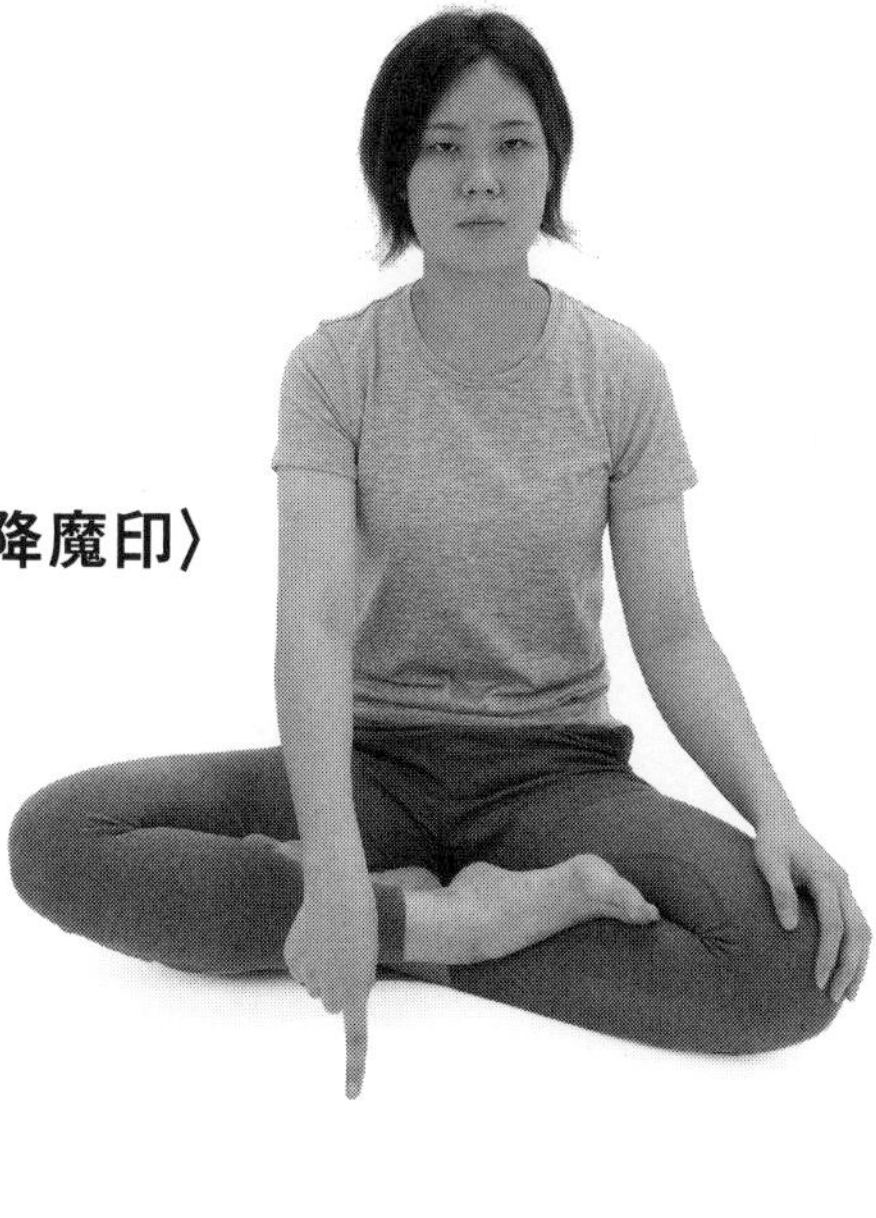
〈降魔印〉

▶動画はこちらから!

https://youtu.be/1R6TGRn62w0

ゆがみを直す骨盤体操①

降魔坐の体操

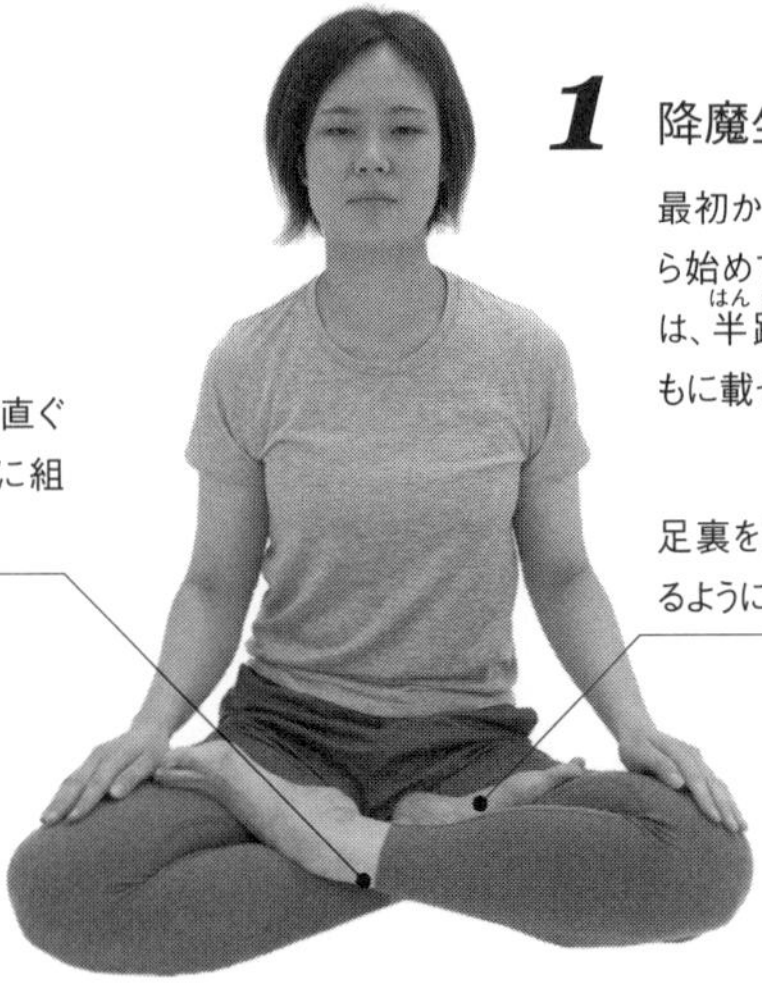

足首を真っ直ぐ伸ばすように組みます

足裏を天井方向に向けるように努力してください

1 降魔坐(左足が上)を組む

最初から無理はせず、浅い組み方から始めてください。それも難しい場合は、半跏趺坐《はんかふざ》(片方の足のみを太ももに載せる)から始めてみてください

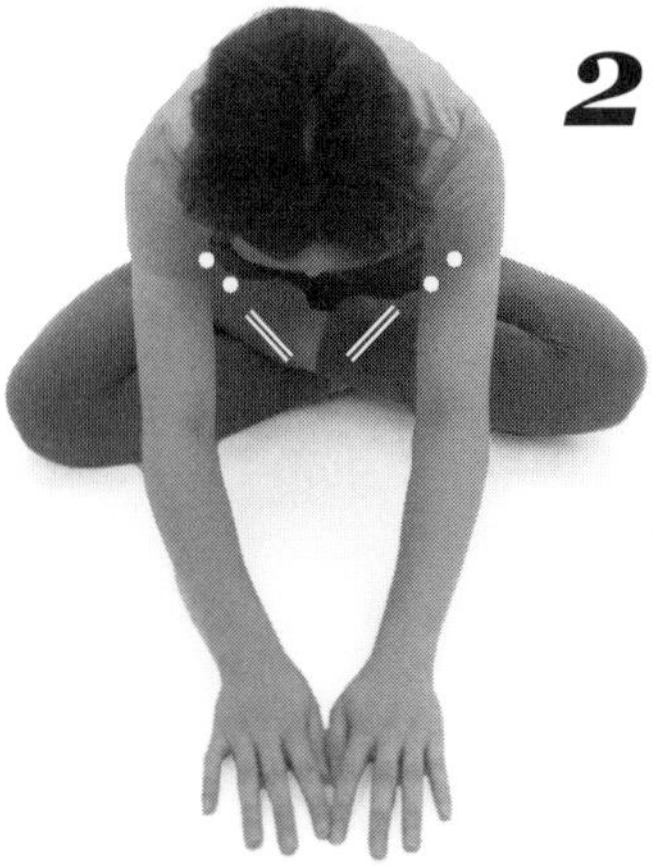

2 前方に上体を倒し、足首、太ももの外側、そして、A／B／Cのラインを意識して伸ばす

10秒キープ

3 左膝を抱くように左側に体を倒し、右脇（右側腹）、右の骨盤Bラインの伸びを意識する

10秒キープ

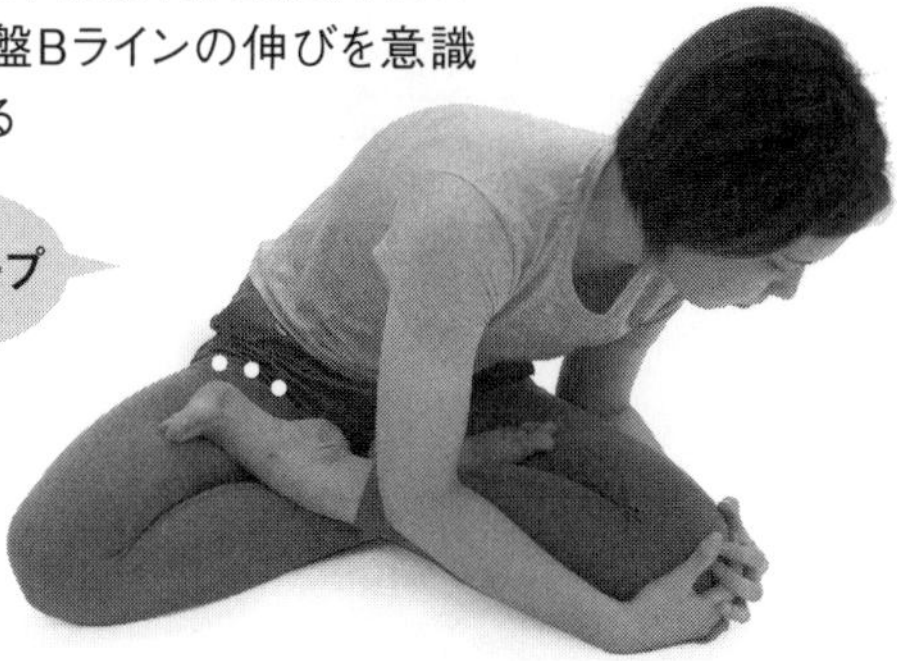

4 右膝を抱くように右側に体を倒し、左脇（左側腹）、左の骨盤Bラインの伸びを意識する

10秒キープ

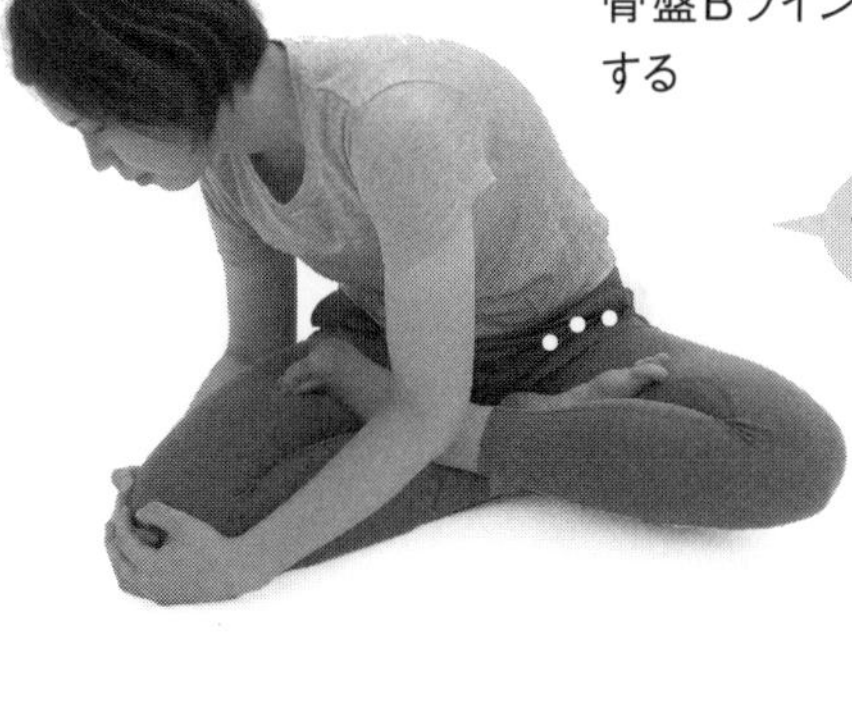

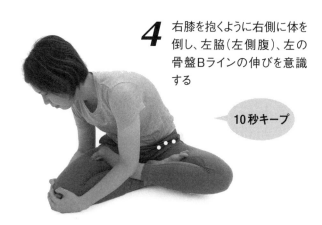

ゆがみを直す骨盤体操②

吉祥坐の体操

▶動画はこちらから!

https://youtu.be/kgv3PIOLaSM

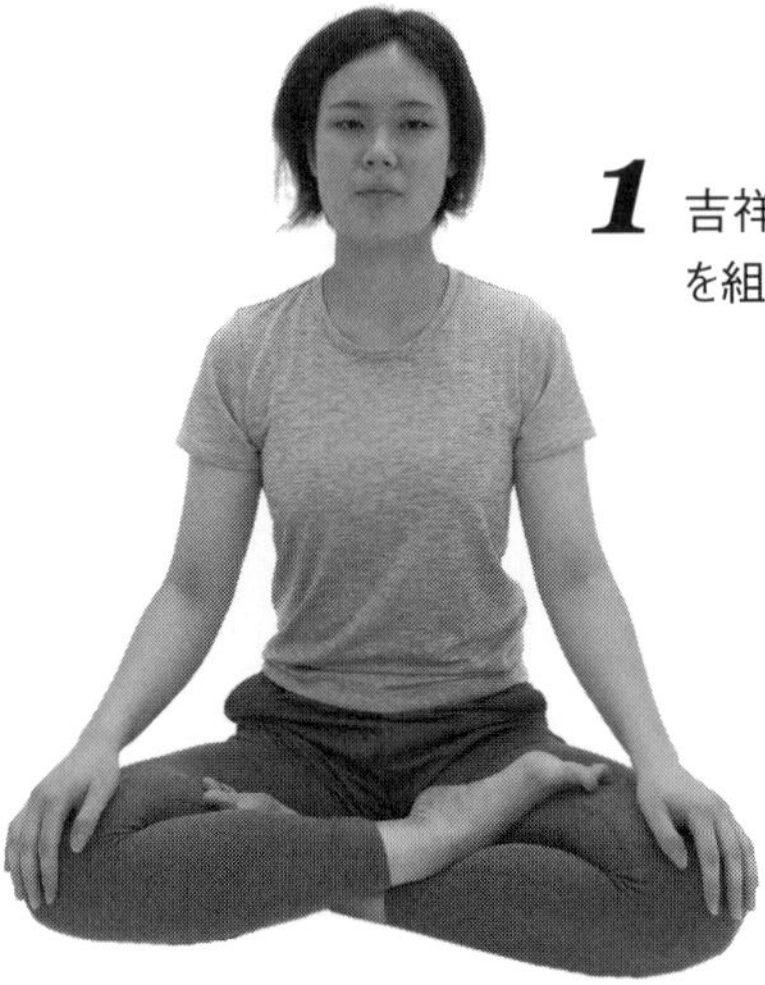

1 吉祥坐(右足が上)を組む

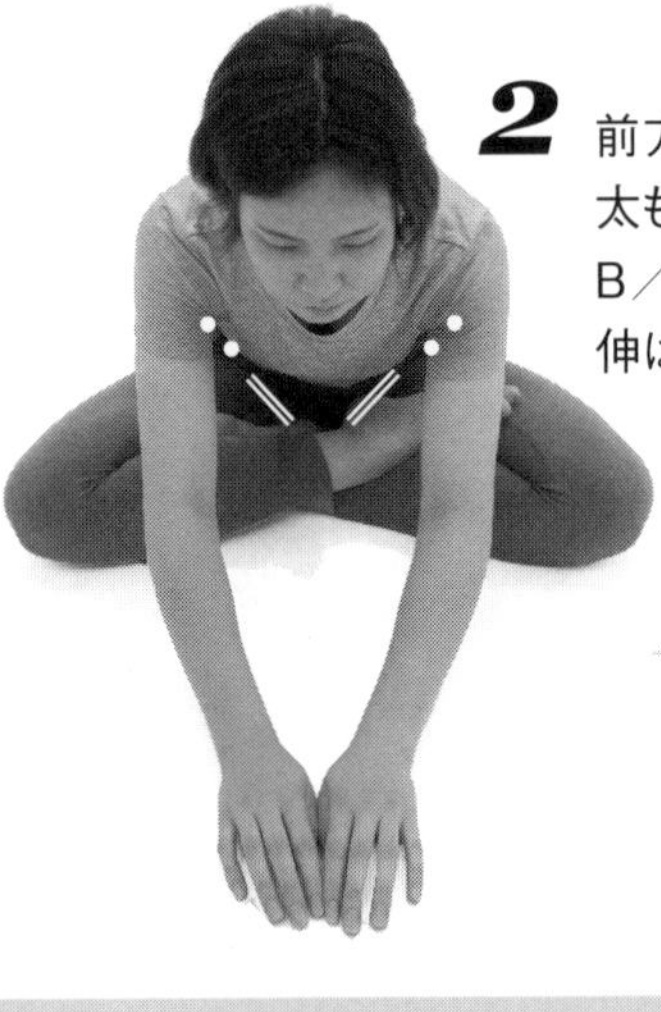

2 前方に上体を倒し、足首、太ももの外側、そして、A／B／Cのラインの意識して伸ばす

10秒キープ

3 左膝を抱くように左側に体を倒し、右脇（右側腹）、右の骨盤Bラインの伸びを意識する

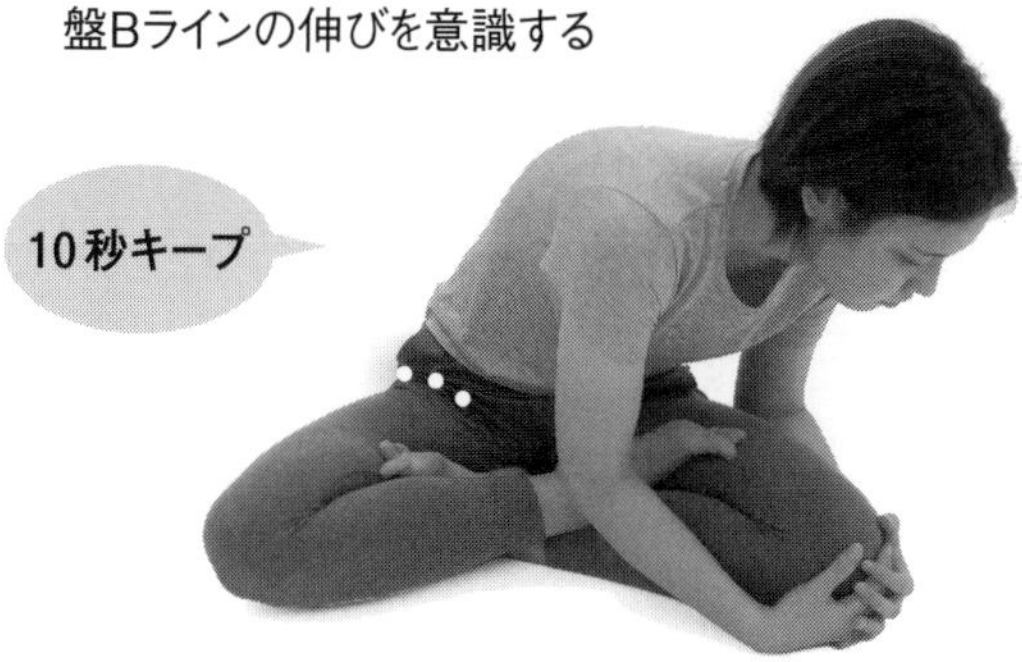

4 右膝を抱くように右側に体を倒し、左脇（左側腹）、左の骨盤Bラインの伸びを意識する

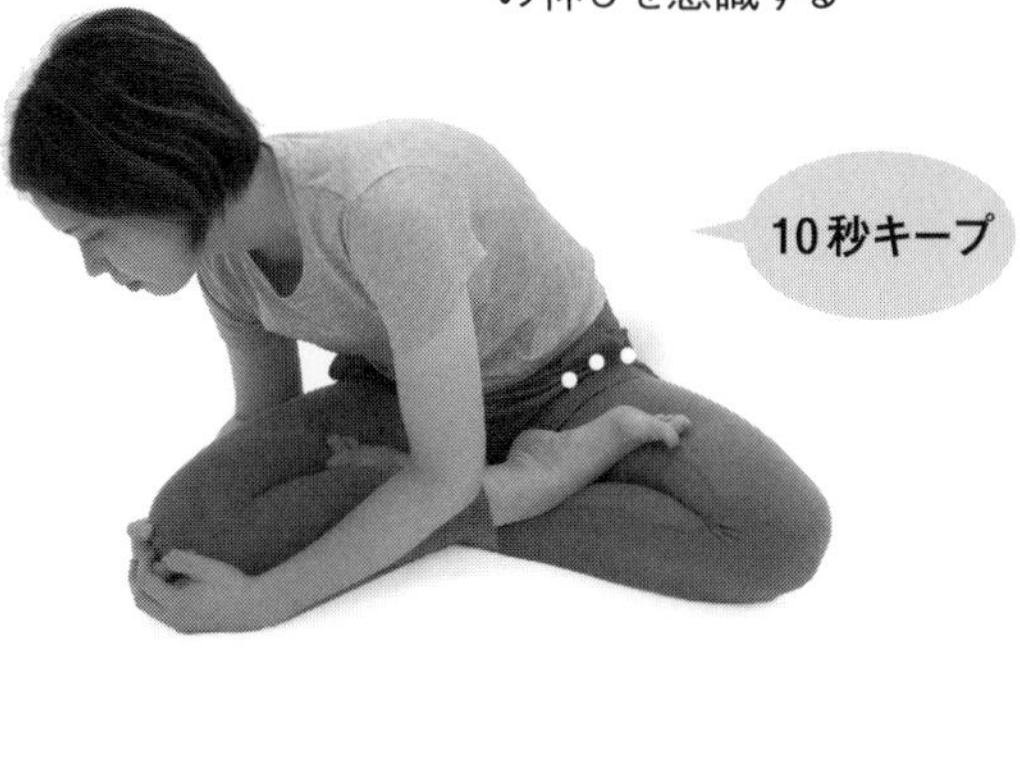

▶動画はこちらから!

https://youtu.be/X6up1cGJ_JQ

ゆがみを直す骨盤体操③

側屈の体操

結跏趺坐が難しい方は、まず、「側屈の体操」から始めましょう。側屈の体操はダイレクトにBラインに作用しますので効果的です。

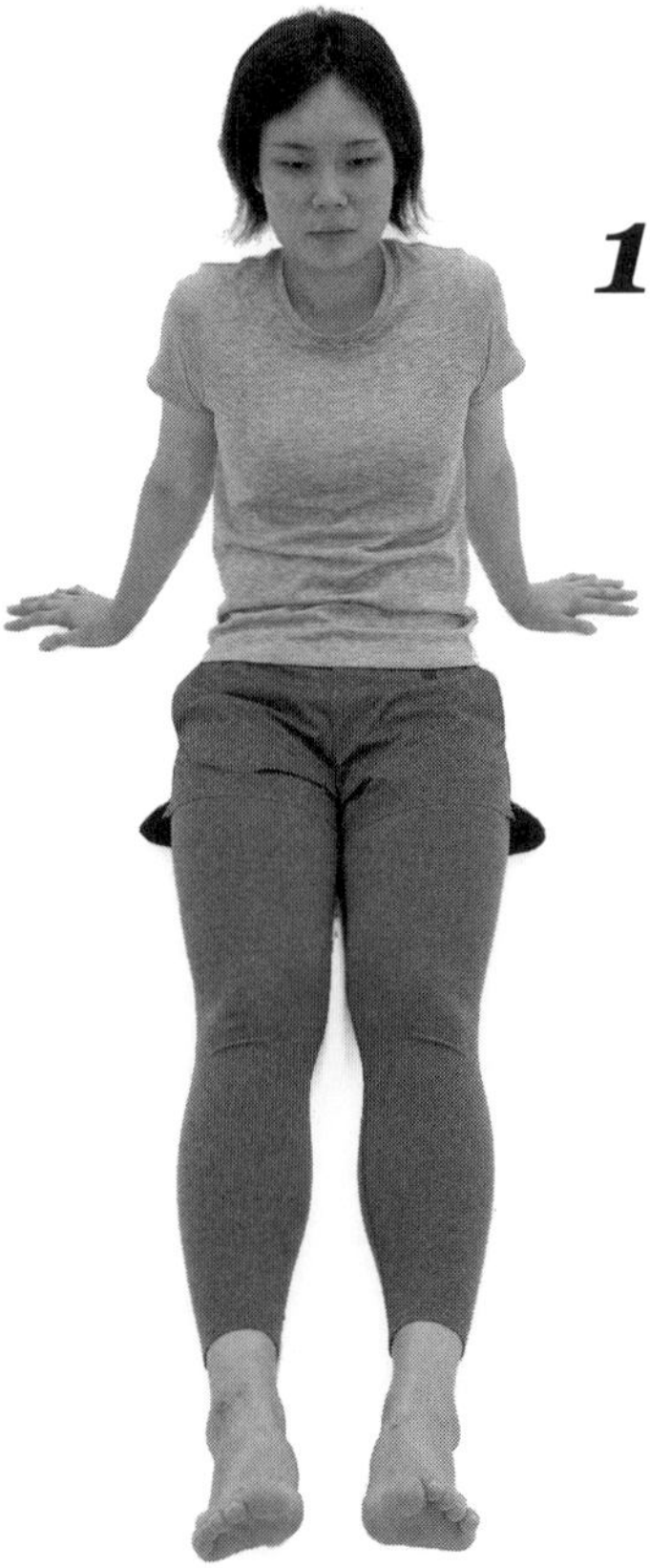

1 仰向けの状態で両足を前に投げ出し、両手を後ろの床に付き体を起こす

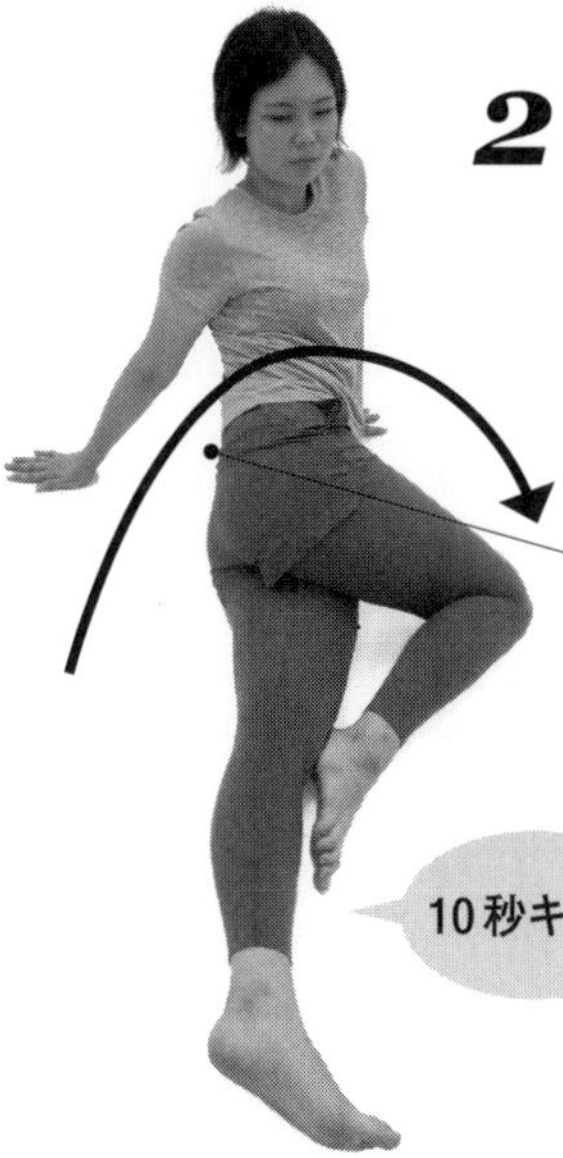

2 右脚の膝を曲げて、伸ばしたままの左脚の膝のお皿に、右脚の踵をつけ、徐々に横向きになるように体を倒してゆき、最後に右膝を床につける

左側の脇腹(側腹・骨盤Bライン)が良く伸びます

曲げた膝を床につける際は、体を捻るのではなく、臍を横に向けるように体ごと横に倒すイメージです。体を丸めずに逆に背中を反らすようにすることが大事です。体が丸まっていては、曲げた膝は床につきません

10秒キープ

3 左脚の膝を曲げて、伸ばしたままの右脚の膝のお皿に、左脚の踵をつけ、徐々に横向きになるように体を倒してゆき、最後に左膝を床につける

右側の脇腹(側腹・骨盤Bライン)が良く伸びます

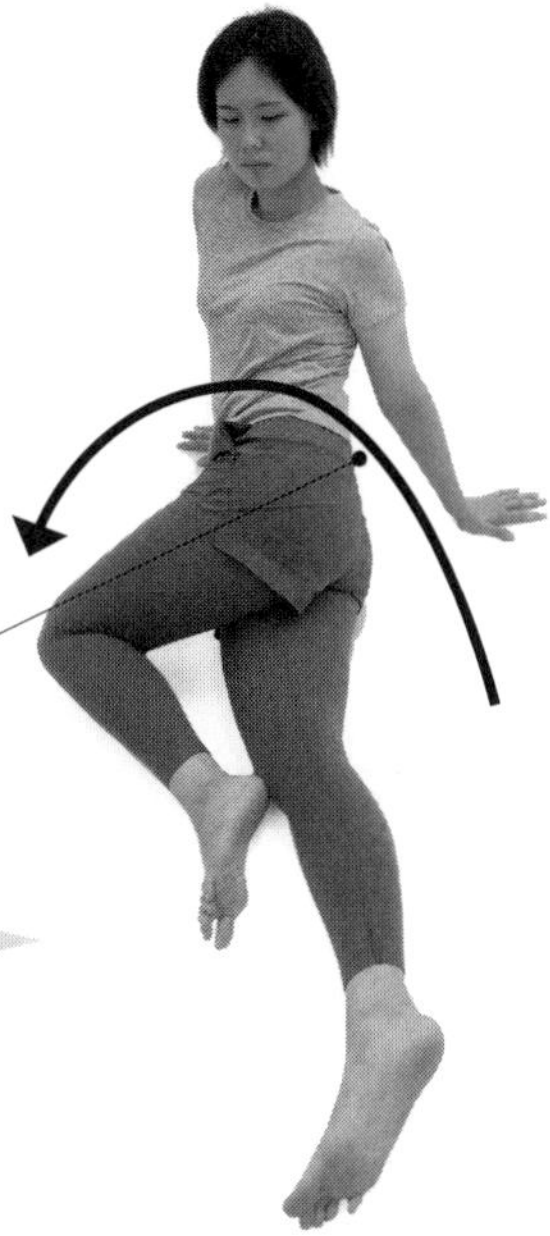

10秒キープ

2・後屈体操

後屈体操の意味

これからご紹介する後屈体操は、骨盤Aラインと主にB／Cラインにも連動して改善させる体操になります。

ただし、注意点があります。前述したように、足首の前面が真っ直ぐ伸びるようになることが目的のひとつですので、踵をお尻の外に出してハの字に座ったりしては意味がないということです。体操ができているように見えても、足首の方向や踵の位置が正確でなければ効果が見込めませんので気をつけてください。

如何に足首と骨盤の状態の連動があるかということが重要です。それを感じ取りながら行なってください。

また、この後屈体操の重要な点は、胸椎10，11番と肋骨の下がりを矯正している形であることです。

正座から後ろに寝たとき、ちょうど胸椎10，11番が反ります。お腹が天井方向に出っ張るのが普通です。そして、肋骨が上がるのです。連動して頸椎7番、胸椎1番が緩みます。足首が硬い人は、後屈をしたときに、太ももが床から持ち上がって、さらに、肩まで浮いてしまいますが、続けていくうちに浮かなくなるでしょう。

視力や聴力など、目や耳に問題がある人や、常に頭の疲れが取れないと訴える人は、後屈体操をして胸椎10，11番を反らし肋骨を上げるこの後屈体操が有効です。

ちなみに、骨盤Aラインが硬直すると糖尿病になります。Aラインは泌尿器、生殖器、腎臓、肝臓、膵臓と連動しています。糖尿病になると、この後屈体操が全くできません。

▶動画はこちらから!

https://youtu.be/P26oR9qbDSw

ゆがみを直す骨盤体操④

後屈体操

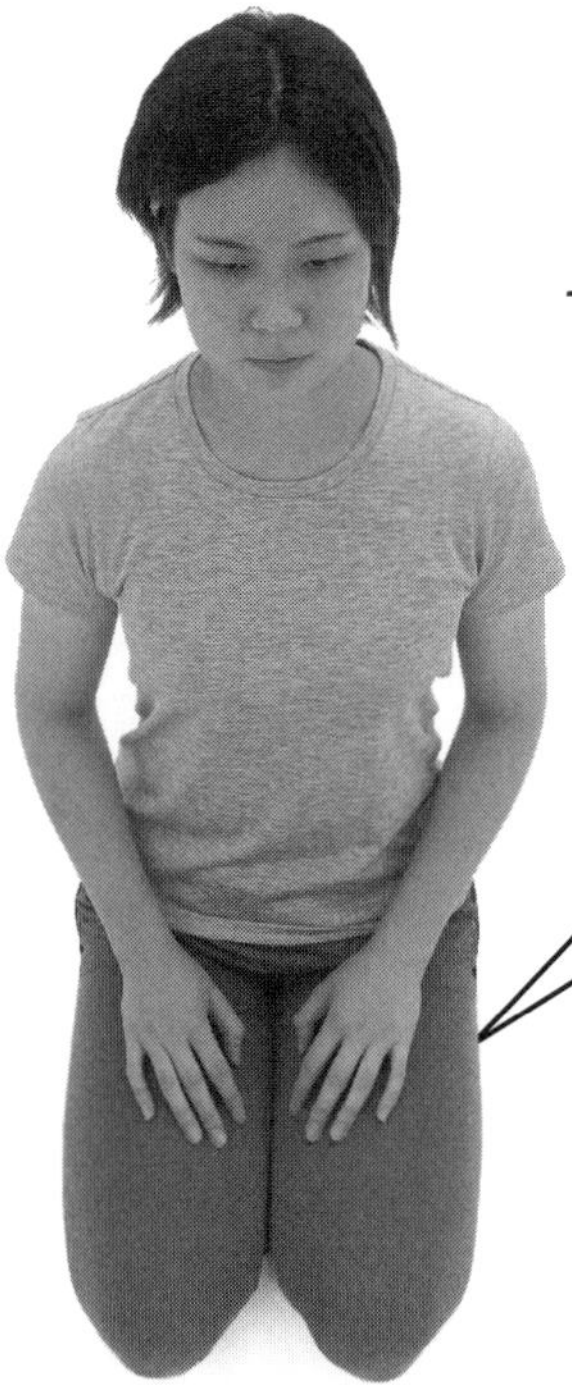

1 正座をし、踵をお尻の中央に揃えるように座る

つま先を後ろに真っ直ぐ向けてです。これだけでも、最初はキツいかも知れません

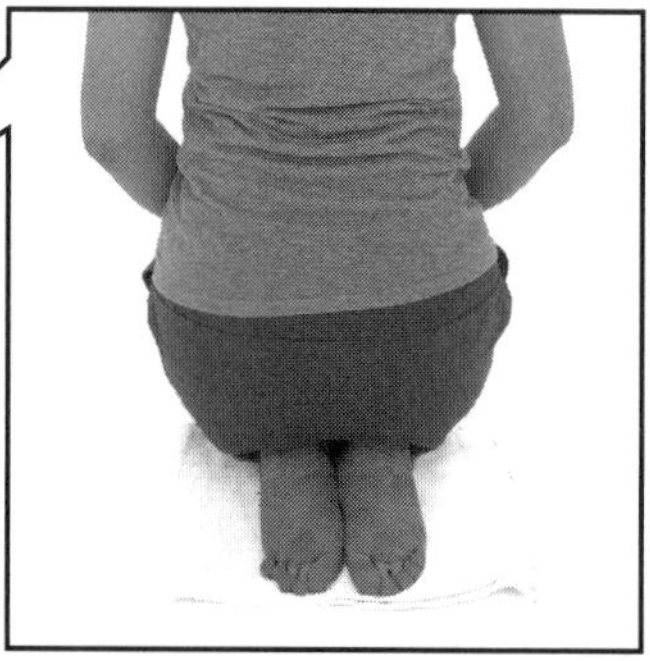

2 手を突きながら、後ろにゆっくりと寝ころぶ

骨盤Aラインを中心に、B、Cラインの伸びが出ます。腹部が広がり、胸郭も広がります。踵がお尻の外に出ていては、骨盤Aラインに伸びが入りません

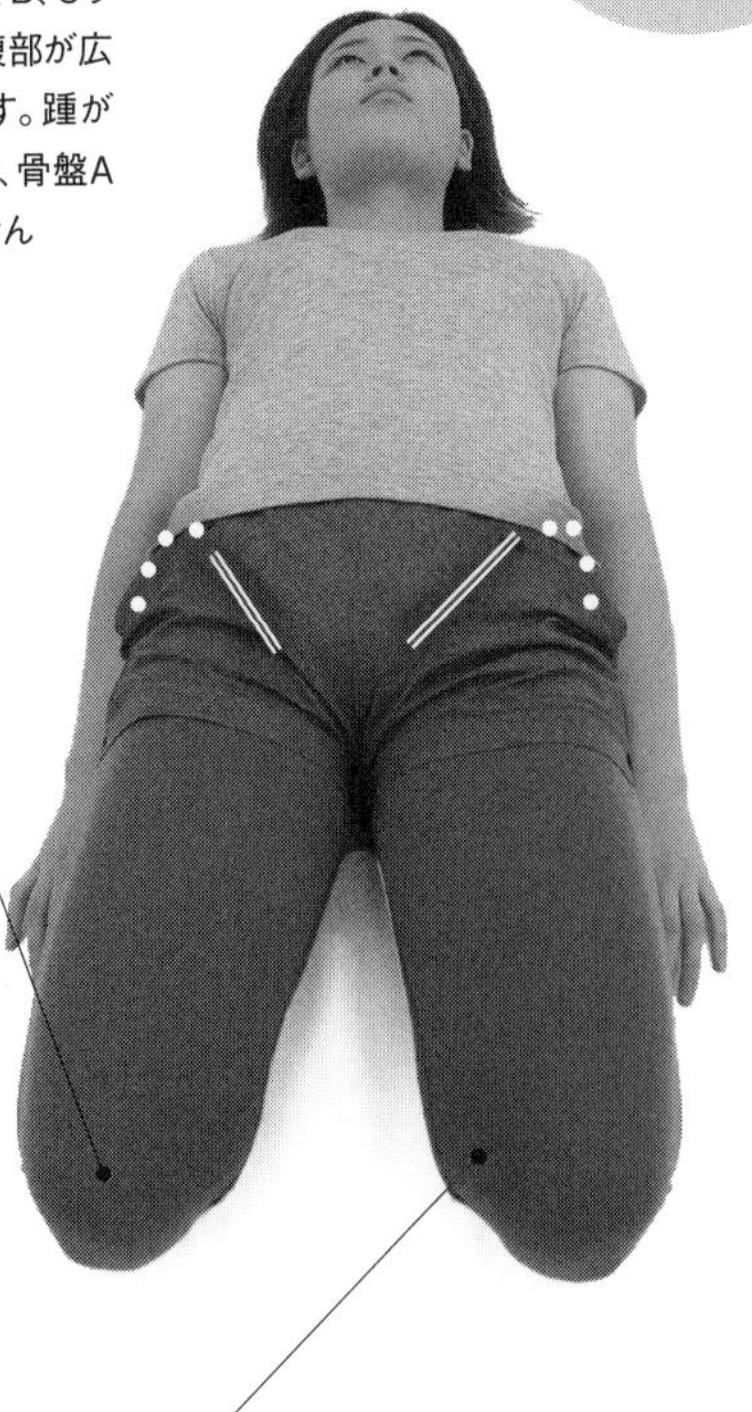

膝は持ち上がって外に広がるかも知れませんが、それで構いません。徐々に揃えてゆけば良いのです

足首の前面が伸び、太ももの前が伸びます

※後ろに倒れるのが難しい方は、布団やタオルなどで段差をつくり、背中を支えながら行なってください

3・ハードル飛び越し体操

ハードル飛び越し体操の意味

これからご紹介するハードル飛び越し体操は、骨盤A／B／Cのライン全てに連動しています。

正しく体操を行なえば、脚の伸びが骨盤A／B／Cのラインと深く関係していることがおわかりになると思います。

そして、このハードル飛び越し体操は、伸ばしている脚と同側の骨盤A／B／Cのラインを改善してゆく形です。もちろん、曲げている脚のほうの骨盤A／B／Cラインにも影響しますが、メインとして脚を伸ばしている方のA／B／Cのラインを意識して行なってください。

▶動画はこちらから!

https://youtu.be/4aWpoyKaSSY

ゆがみを直す骨盤体操⑤

ハードル飛び越し体操

1 ハードルを飛び越す時のように、片方の脚は前に伸ばし、もう一方の脚の膝は曲げる

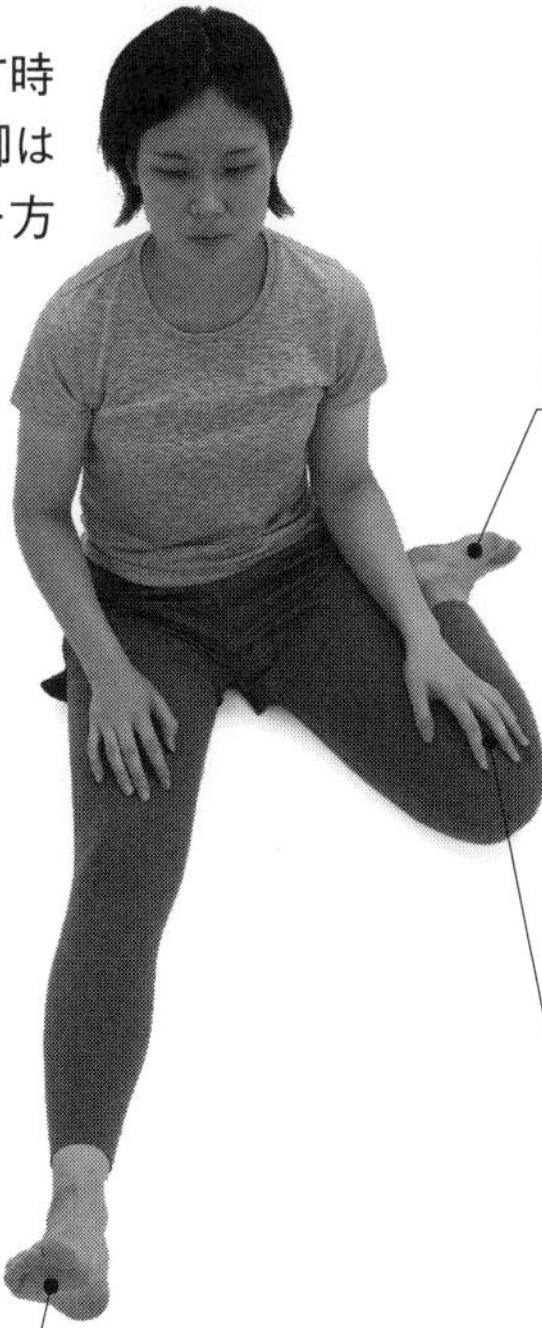

曲げた方の脚の足首を90度に外に曲げ、つま先は外に向けます

曲げた膝の角度は90度が理想ですが、これは無理をしないでできる範囲で行なってください

体操の際は、伸ばしている足のつま先は天井方向に向けたまま行なってください。つま先が内側に向きがちになりますので注意してください

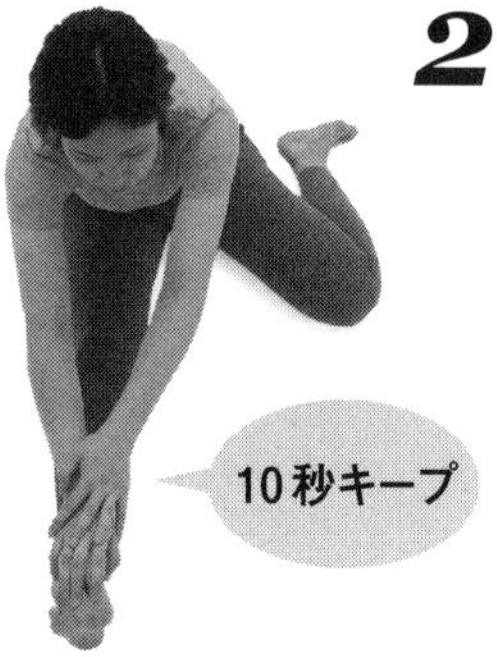

2 真っ直ぐ伸ばした脚のつま先方向に体を倒す

伸ばした方の脚の後ろと骨盤Cラインが伸びます。

体を前に倒したとき、頭を床に近づけることが目的ではありません。骨盤A／B／Cのラインを伸ばす事が目的です。背伸びをする感覚で体を前に倒すのです。体を前に倒した時、胸骨10,11番を反らすイメージで行ないます

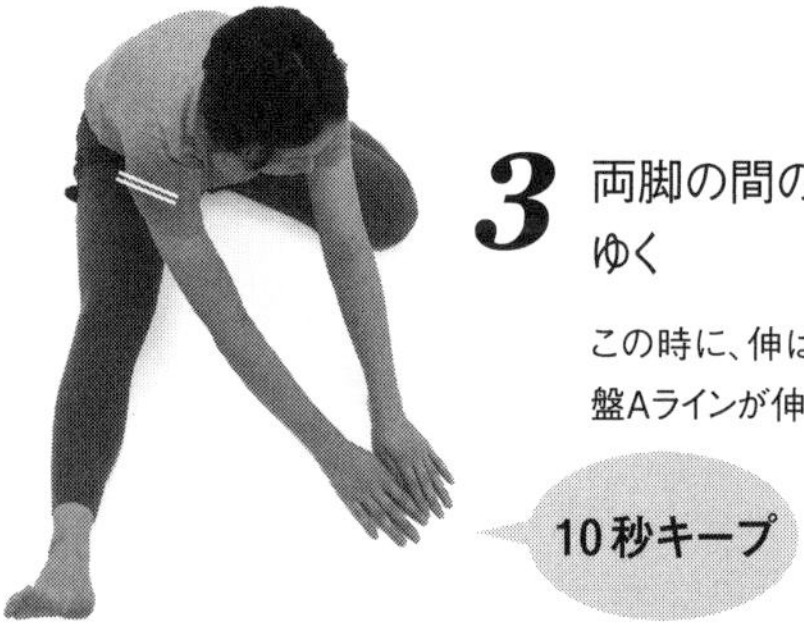

3 両脚の間の方向に体を倒してゆく

この時に、伸ばしている脚と同側の骨盤Aラインが伸びます

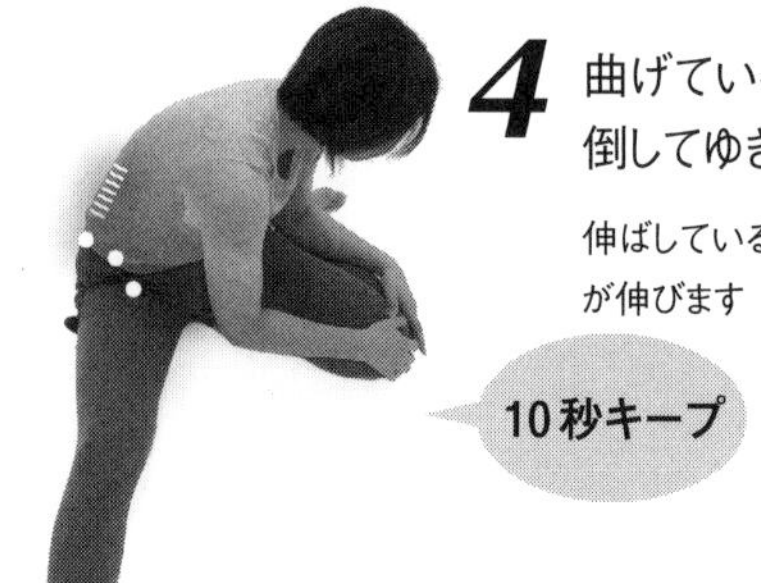

4 曲げている脚の膝の方向に体を倒してゆき、膝を抱えるようにする

伸ばしている脚と同側の骨盤B／Cラインが伸びます

5 足を左右入れ替え、1～4を繰り返す

3・結跏趺坐で行なう橈骨・尺骨体操

結跏趺坐で行なう橈骨・尺骨体操の意味

1章でも述べましたが、橈骨と尺骨がクロスの状態が形づくのが、病的な捻れた体を作る要因です。橈骨と尺骨がクロスすれば肩甲骨の動きは悪くなり肩が前に入り鎖骨が硬直します。いわゆる猫背体型にもなります。

ですので、橈骨と尺骨のフレキシブルな状態を作ることが大切です。フレキシブルな状態を作ることで肩胛骨の弾力をキープすることにもなります。

橈骨と尺骨のフレキシブルな状態を作るひとつの方法が、後ろ手を組む体操です。そこに結跏趺坐を組み合わせます。

後ろ手を組む体操で橈骨と尺骨の並行を作り、結跏趺坐で足首を真っ直ぐにして腓骨と脛骨の弾力を作るのです。ある意味、ひとつの整体体操の究極の形と言えるでしょう。

後ろ手結跏趺坐がなかなか難しい人は、後に紹介する前腕一回転結跏趺坐から始めてみてください。

▶動画はこちらから!
https://youtu.be/7SR4t-8zmn0

ゆがみを直す骨盤体操⑥

後ろ手結跏趺坐

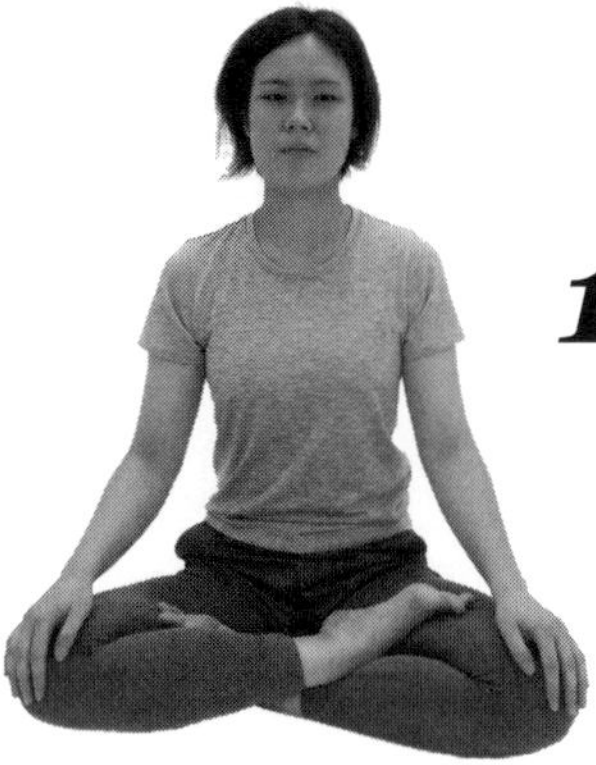

1 吉祥坐（右足が上）の状態で座る

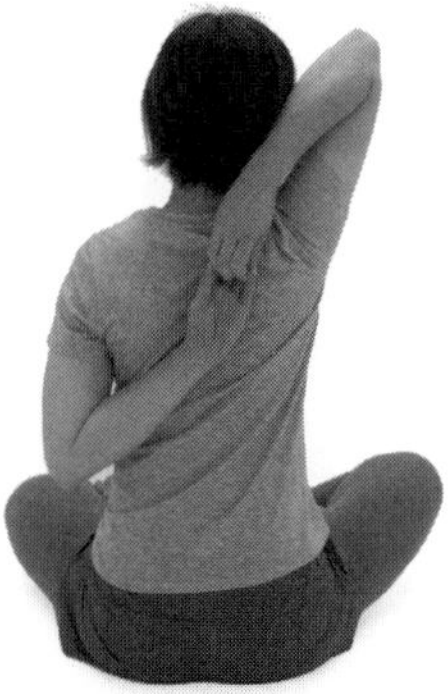

2 右手は上から、左手は下から後ろに回し、手をつなぐ（後ろ手の体操）

下から回した腕と同側の鎖骨が矯正され、上から回した腕と同側の肩胛骨外縁が矯正されます。詳しく言うと、前述した「骨盤A／B／Cのライン」のラインで言えば、肩胛骨の外縁は骨盤のAラインに相当し、鎖骨近位端もAラインの延長上にあります

3 後ろ手を組んだまま前に
体を倒し、元に戻す

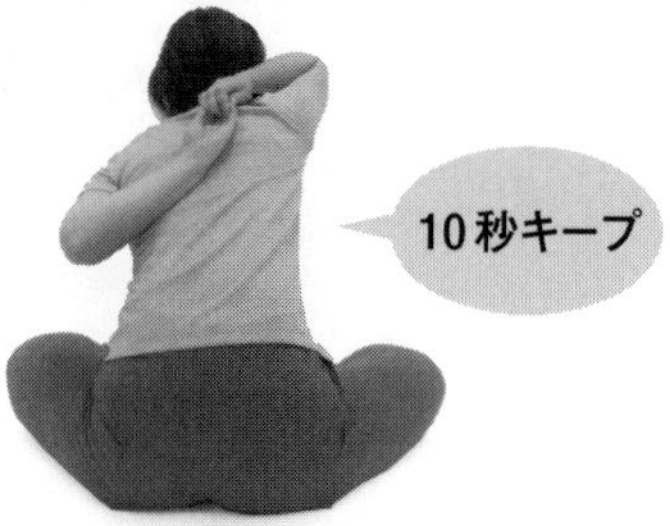

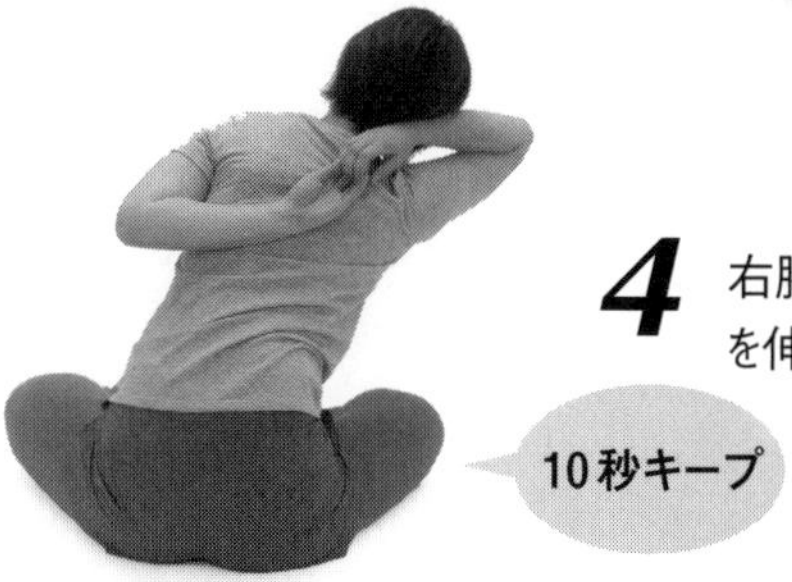

4 右膝の方向に体を倒し左脇
を伸ばし、元に戻す

5 左膝の方向に体を倒し右脇
を伸ばし、元に戻す

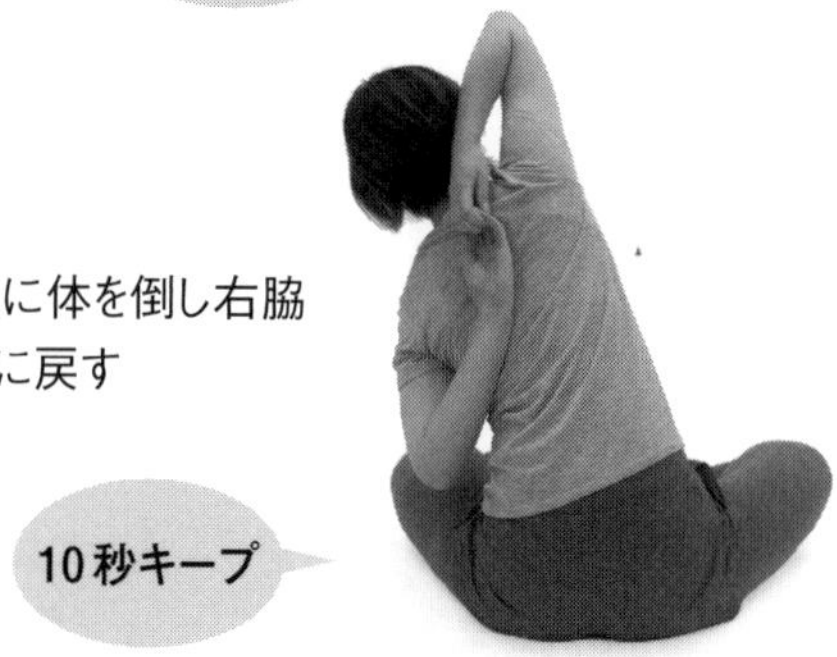

6 手の上下を入れ替えて、2～5を繰り返す

7 足を降魔坐(左足が上)に組み換え、1～6までを繰り返す

前腕一回転結跏趺坐1

これも尺骨と橈骨の矯正体操ですが、後ろ手がなかなか難しい人は、こちらの体操から入念に行なうことをお勧めします。

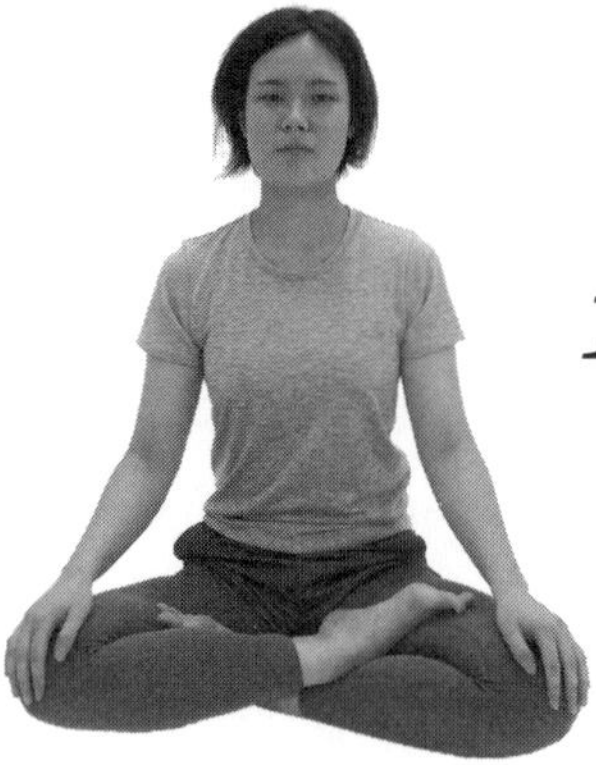

1 吉祥坐(右足が上)の状態で座る

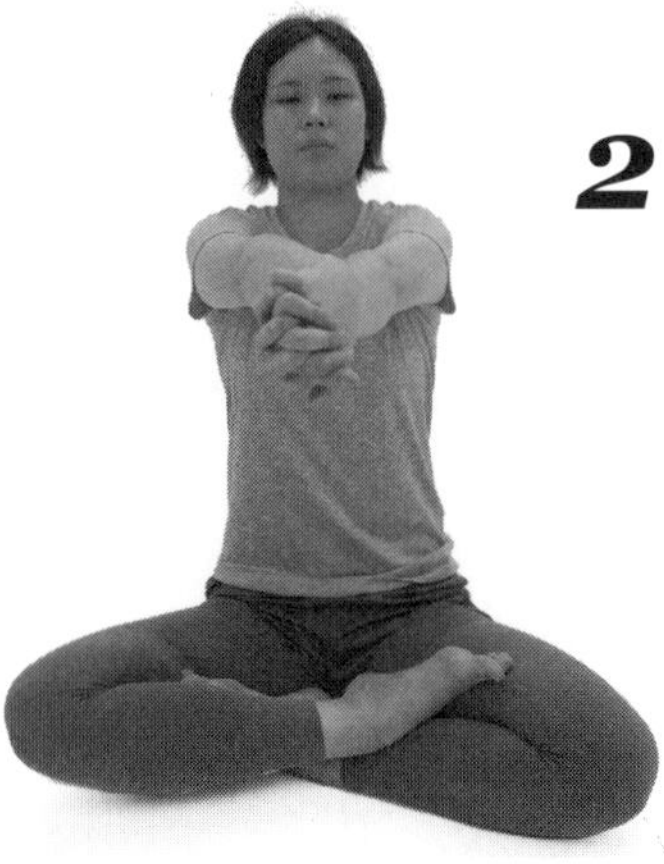

2 両手を前に伸ばし、右手を上、左手を下に、共に手の平を外側に向け、前腕をクロスさせて体の前で両手を組む

右手が上の場合は、左手の小指の方を自分に近い方に組みます

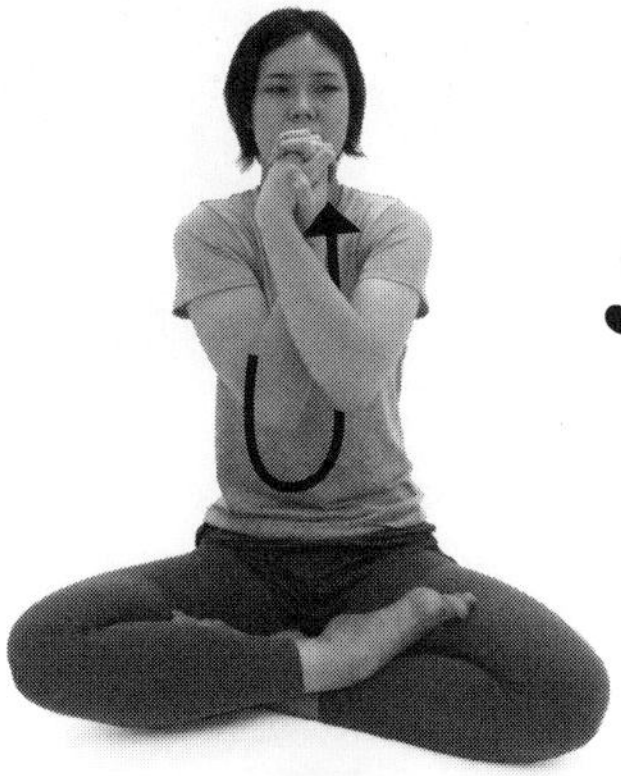

3 手を組んだまま、指を開かないように注意しながらクルッと一回転させ、そのまま肘を伸ばすように前に伸ばす

その際、左右の指が離れそうだったら、その位置で止め、無理に伸ばそうとしないでください

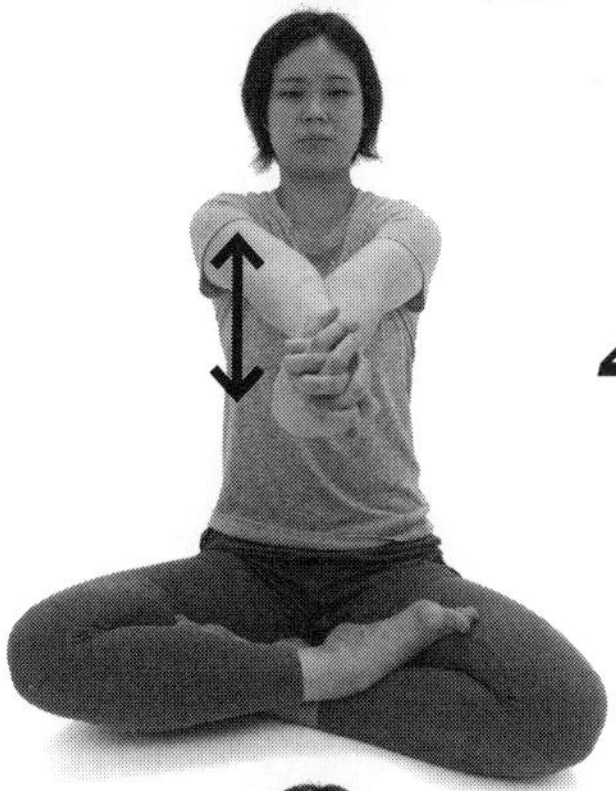

4 その位置で組んだ手を上下に揺さぶる

2,3回

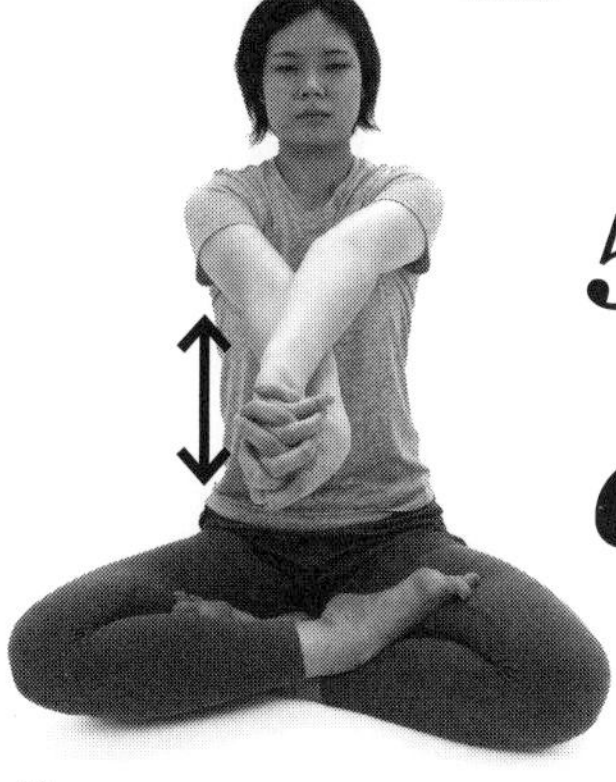

5 右手を下、左手を上に手を組みなおし、3,4と同様に行う

左手が上の場合は、右手の小指が手前に来ます

6 足を降魔坐（左足が上）に組み換え、2〜5と同様に行う

ゆがみを直す骨盤体操⑦

前腕一回転結跏趺坐2

最初は、前腕一回転結跏趺坐1を行い、慣れてきて腕を伸ばすことができるようになったら、以下の体操を続けて行なってください。

▶動画はこちらから!

https://youtu.be/HY_6_JCOBcQ

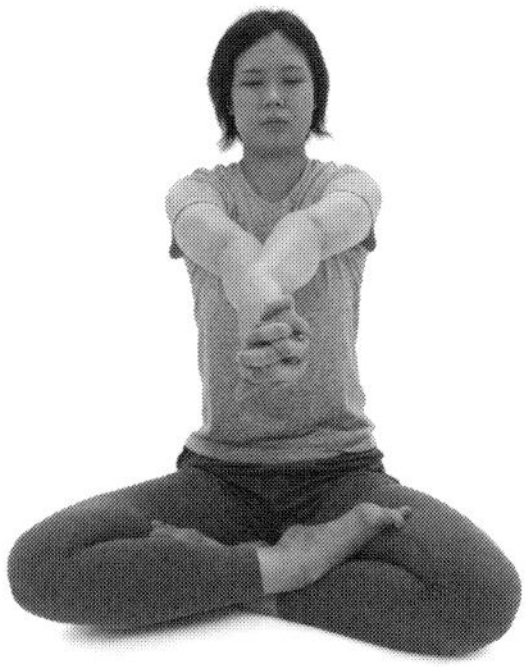

1 吉祥坐(右足が上)を組み、前腕一回転結跏趺坐1を3まで行う

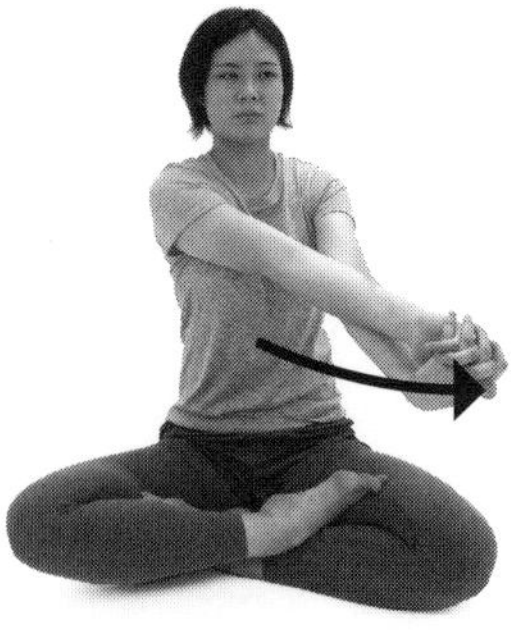

2 手を組んだまま、腕を左方向に水平に動かす

3 腕はなるべく伸ばしたまま、お辞儀をするように体を前に倒し、右の手首を左膝近くの太ももの上に押し当てる

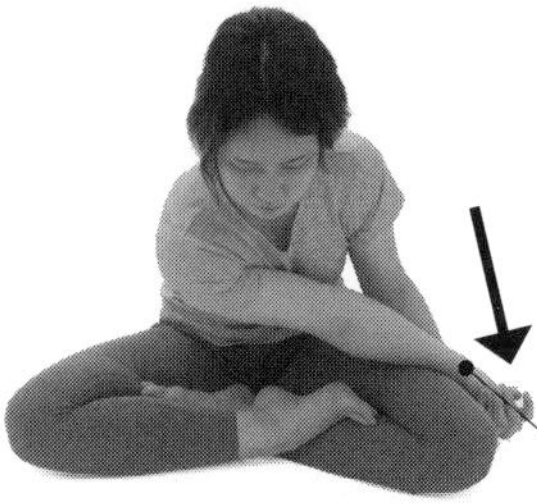

10秒キープ

右手首と右肩周辺が伸びる感じが出ると思います。少々痛いと思いますが、無理せず行ないます

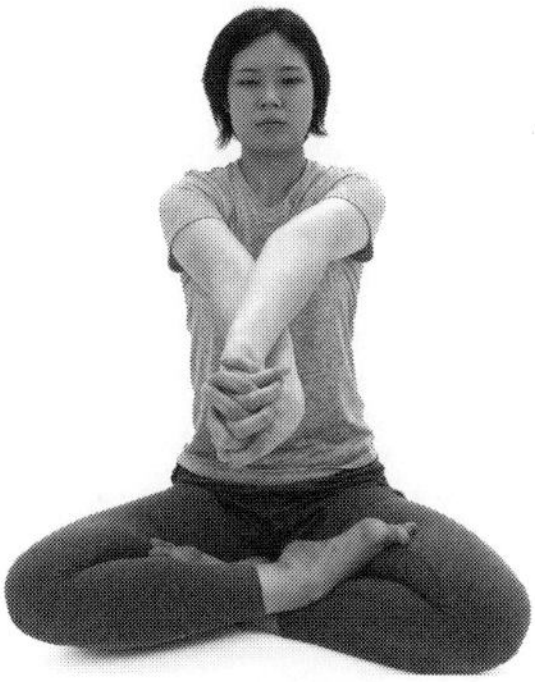

4 手の上下を組み換えて、再び前腕一回転結跏趺坐1を3まで行う

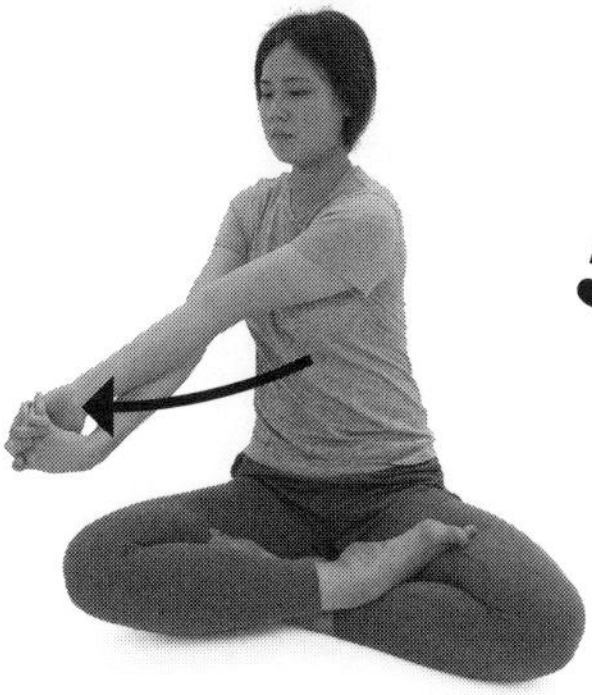

5 手を組んだまま、今度は腕を右方向に水平に動かす

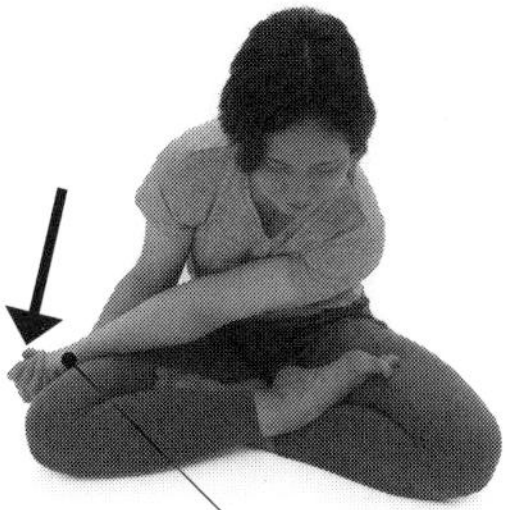

6 腕はなるべく伸ばしたまま、お辞儀をするように体を前に倒し、左の手首を右膝近くの太ももの上に押し当てる

10秒キープ

左手首と左肩周辺が伸びる感じが出ると思います

7 降魔坐（左足が上）に足を組み換え、1〜6を繰り返します

日常生活の動き　表の座り方・裏の座り方

ここまでは体操についてご紹介してきましたが、日常の生活でもA／B／Cラインを意識した動きを取り入れることで、より効果を実感していただけます。

そこで、日常生活に取り入れ易い動きをご紹介します。

気が付いたときに取り入れてみてください。

まずご紹介したいのは正座です。

この世の中（宇宙）は、全て陰陽で成り立っていると言われます。正座という日本人が生活文化の中で作り上げてきた座り方にも陰陽、すなわち表と裏があります。

日本人は生活様式の中に正座という形を取り入れ、陰陽のバランスをとる体操を自然に行なってきたと言えるでしょう。

人間の活力の源はどこかというと、足首の前面の伸びと足の指の力なのです。これが腰の締めと反りの力に連動します。腰が弱く硬くなると、動くのも億劫になり疲労感が抜けません。

まず、表の座り方というのは、体操のところでもお話ししてきた正しい正座です。足首の前面が真っ直ぐに伸びる形です。この足首の前面を表と呼びます。

〈表の坐り方〉

正しい正座です。足首の前面が真っ直ぐに伸びる形になります。

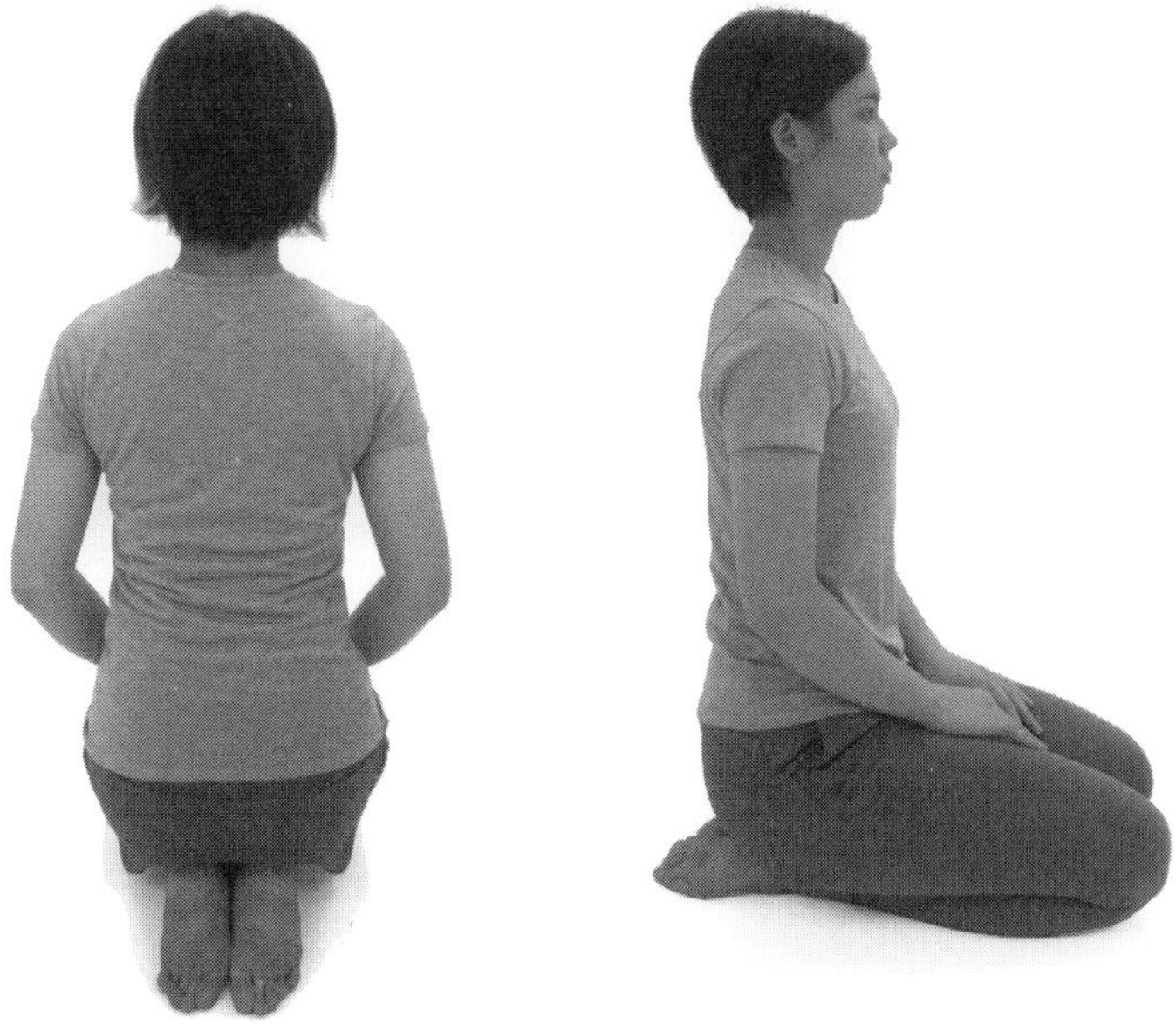

そして、裏の座り方は足の指を曲げて踵にお尻を載せる座り方です。これは跪座《きざ》といいます。

腎臓・肝臓が疲労している人は、足首の前面が痛いし、跪座をすれば足指の付け根が痛くてきちんとした座り方ができません。

ちなみに裏の座り方（跪座）で拇指（親指）に体重を載せるように座っていると活力が出てきます。朝一番に布団の上で表と裏の座り方を繰り返した後、手を床につかないで立ち上がります。そうすると、腰が反り、腰が締まります。足にも陰陽のバランスがあるのです。

まさに活力とは腰の反りと締まりなのです。以上の形は、そのための足の陰陽のバランスをとる形になります。

認知症や鬱病、精神が不安定な人は、この表と裏の座り方ができません。そういう人は胸椎10，11番が硬直し、肋骨と骨盤が下がっています。

また、足首の前面の伸びは、その人の性的な能力（男性であれば勃起能力・持続能力など）とも深く関係しています。当然、糖尿病の人は正座や跪座ができません。

さて、次にこの形から立ち上がるのですが、裏の座り方からどうやって手を床につかないで立つかというと、106ページの要領で立ちます。

〈裏の坐り方〉

跪坐です。足の指を曲げて踵にお尻を載せます。

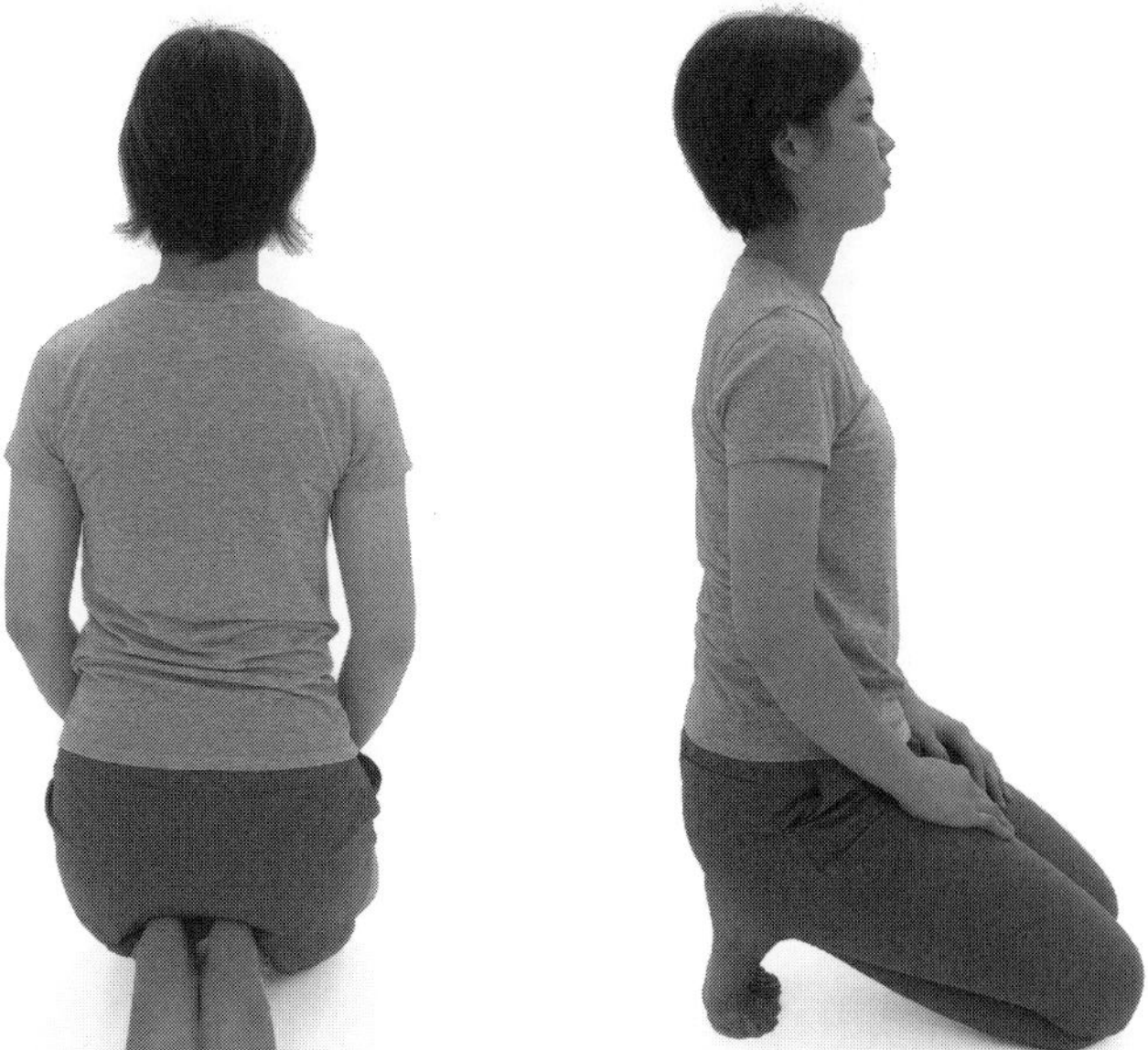

裏の座り方からの立ち上がり方

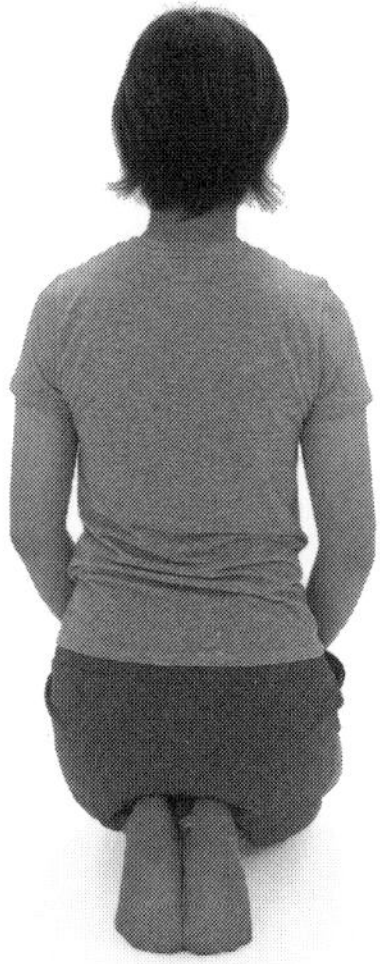

1 両脚で跪《き》座《ざ》をする

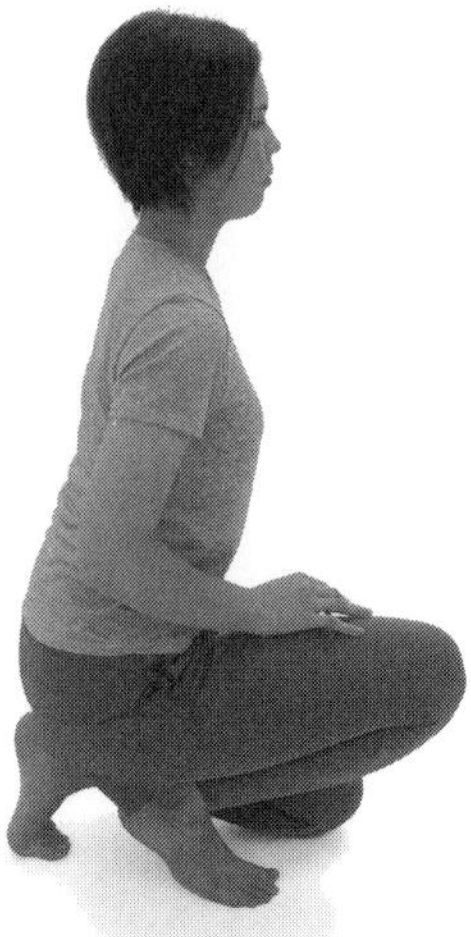

2 右脚（右膝）を半歩前に出す

このとき右膝は浮かし、左膝は床につけています。両足裏を床につけてはいけません

※これは右脚からでも左脚からでも、やりやすい方で構いません

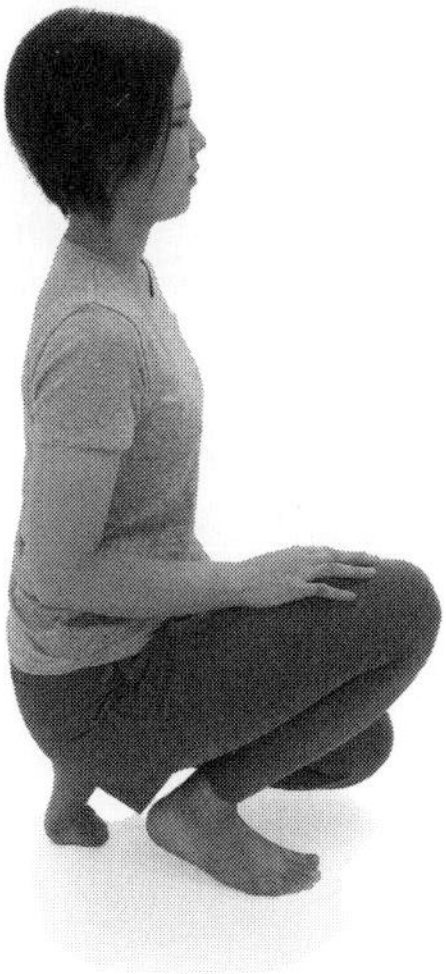

3 左足のつま先の位置は動かさずに、左膝をゆっくり浮かせる

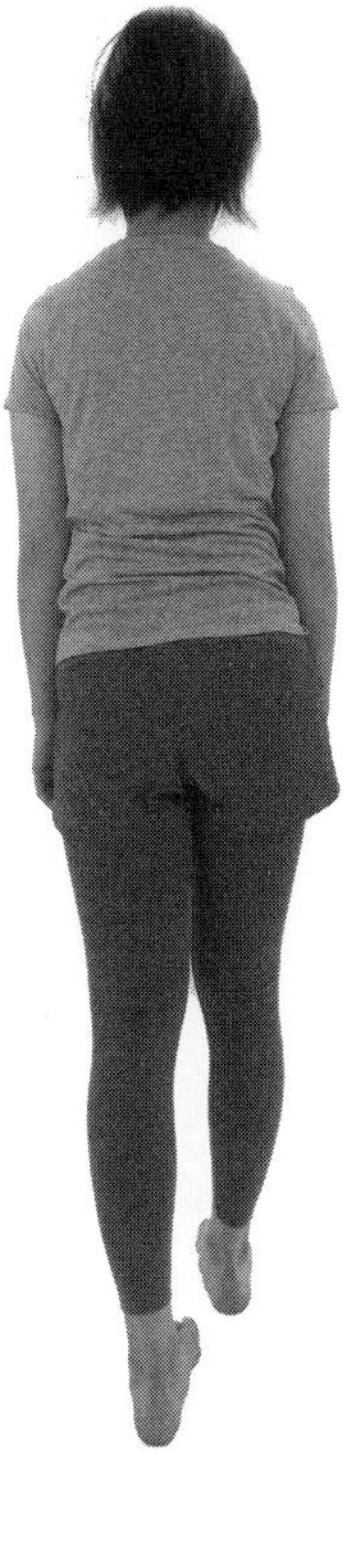

4 そのままゆっくり立ち上がる

立ち上がるまで両足の裏は床に付けません

左右両方の脚で行なえたら、今度は2の時に片方の膝を前に出さないで、裏の座り方から両膝をそろえたまま、足の指の力でいっぺんに垂直に立ち上がる方法も試してみてください

いかがでしょうか。できましたでしょうか。

このとき、内股を締め、入れ込むようにすると、楽に立ち上がることができます。ぎっくり腰のときは、足の指の力がないときですが、この座り方や立ち方をするだけでその場で痛みは軽減してゆくでしょう。

ちなみに、居合いの上級者は、この表の座り方（正座）から裏の座り方（跪座）に移動してゆくのに、足首の前面と足の甲の力を使います。太ももの前の筋肉ではありません。現代人には既に失われた身体操作ですが、この力こそ、腰を締め、腓骨をぶれさせない力なのです。

足の指の力で立つ……と、ここでは書きますが、実は足の指の力というのは、中足骨《ちゅうそくこつ》と基《き》節骨《せっこつ》の関節の折り曲げる力です。跪座から立ち上がるときに、指の力で立つイメージが強いため、足の指の力で立つとよく表現しますが、実は指の付け根の力です。

登山で山頂まで荷物を背負って登ってゆく歩荷《ボッカ》という仕事をする人がいます。凄い人だと100kg前後の荷物を背負います。それも山道ですので平坦ではもちろんありません。しかも、3~4時間以上登ってゆくのです。

〈中足骨と基節骨〉

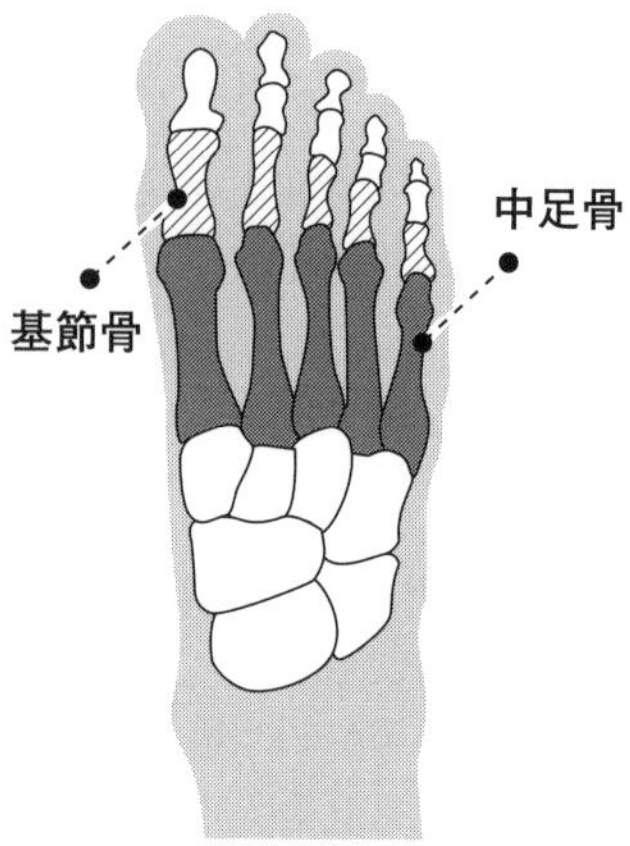

ある歩荷さんは、若いときにインド・ヒマラヤ登山で凍傷にかかり、足の指を7本切断したそうです。しかし、その人はその後も100kg前後の荷物を背負い山を登りました。

手の平の生命線を握りこむ力に相当するのが、足では以下の図の、MP関節、及び、リスフラン関節で握りこむ力なのです。ここの力が実は足の指を折り曲げる力なのです。

手と同様に足も、脳疲労があると、ストンと力がなくなる場所です。足の指の力が弱くなると、腰痛・ギックリ腰になります。または、腸骨が開き気味になり、女性の場合は子宮筋腫ができ易くなります（この場合、左腸骨が開く）。

先ほど跪座からの立ち方を紹介しましたが、もう2つ腰を締める体操を紹介します。

〈MP関節・リスフラン関節〉

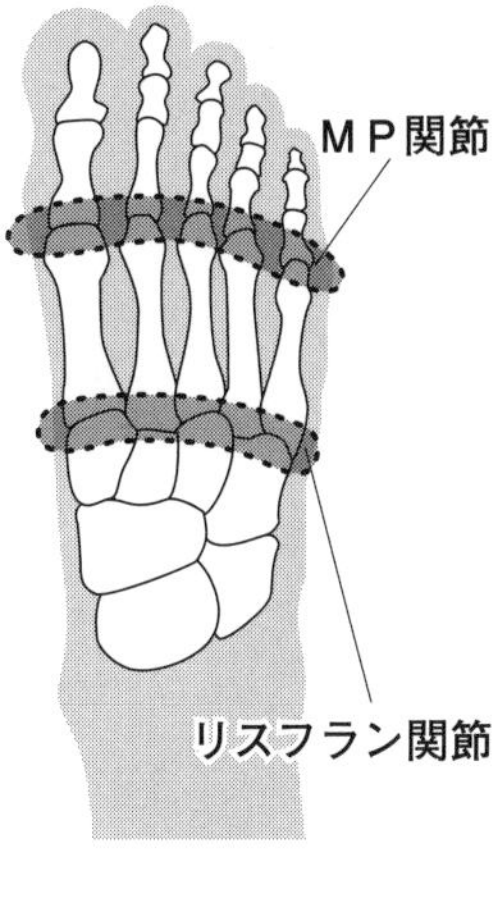

ゆがみを直す骨盤体操⑧

腰を締める動き1 立ち上がり方

▶動画はこちらから!

https://youtu.be/mk58pruUiLs

こちらと次にご紹介する膝行の動きは、朝起きるときに腰が痛い方や、子宮筋腫の女性におすすめです。

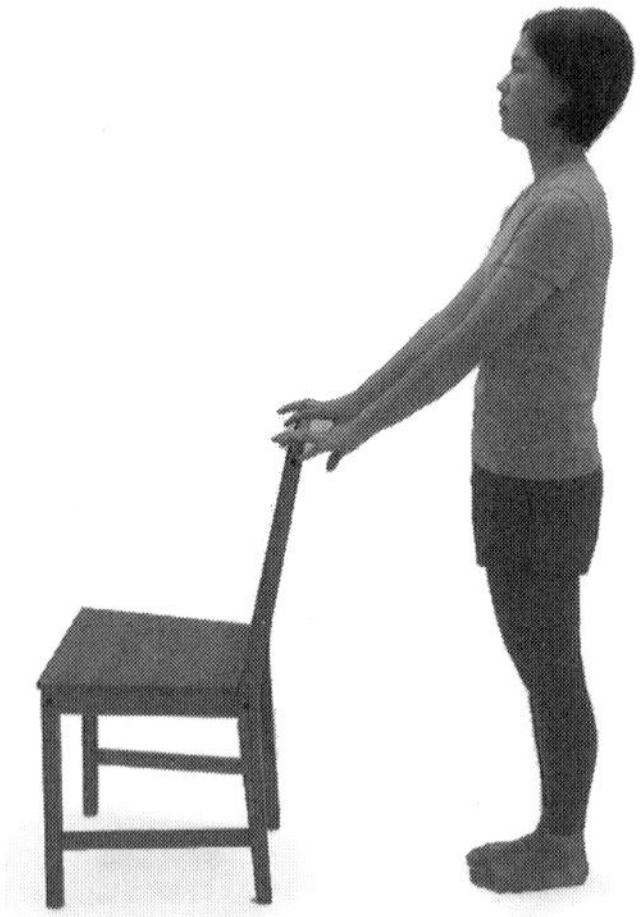

1 両手で、柱や椅子など、倒れない物をつかんで立つ

2 椅子などをつかんだまま両膝を曲げていき、体育座りをする

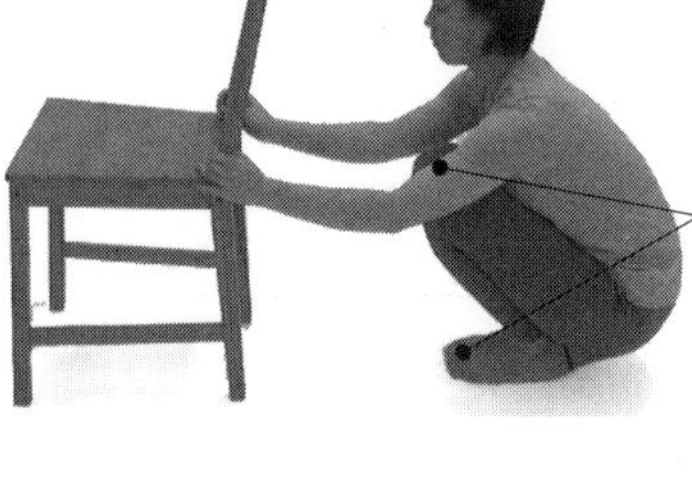

その際、両足の親指側の内側をくっつけ、両膝の内側もくっつけて、なるべく離さないようにして座ります

3 その状態で膝を数回バウンドさせる

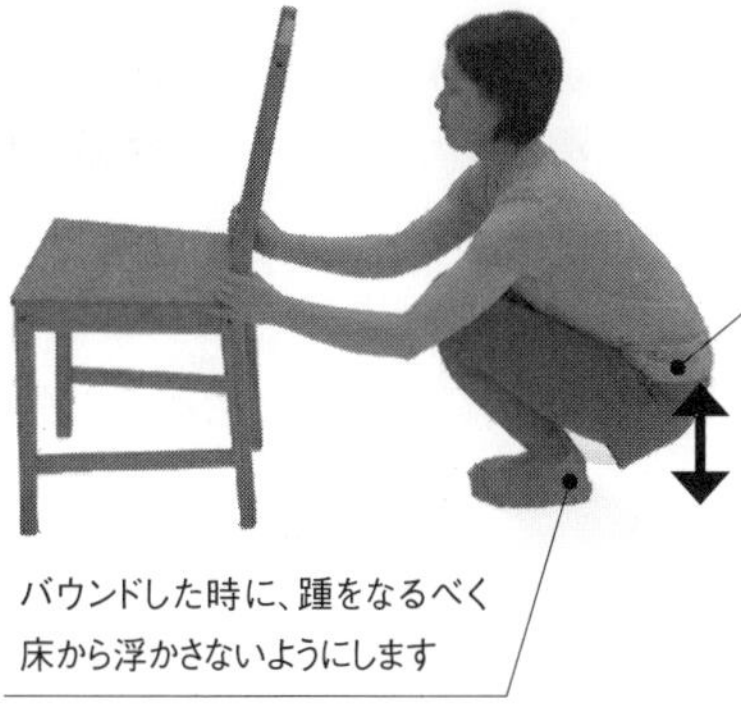
腰の付け根が伸びるのが感じられます

4 再度膝を伸ばして立つ 2～4までを3セットほど繰り返す

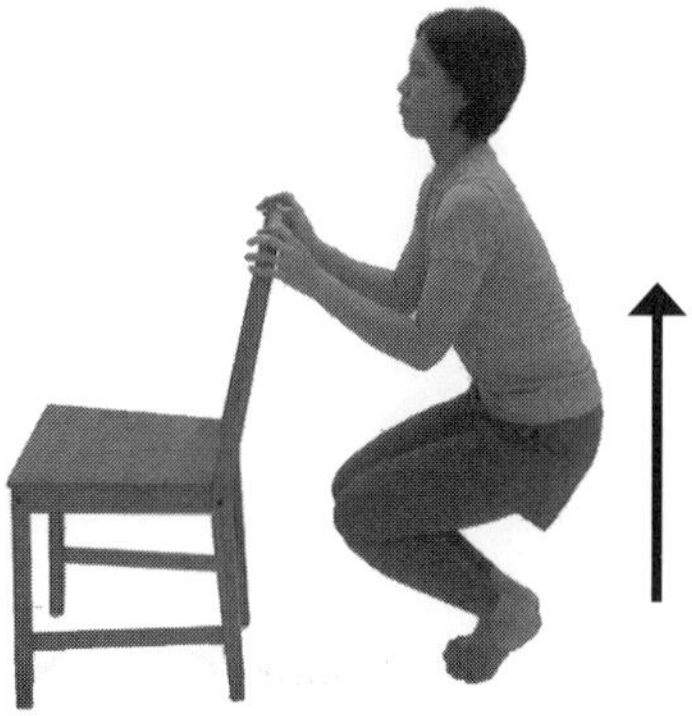

5 つま先立ちをしたまま保持して戻す これも3回繰り返す

両足の裏をどれだけ後ろに向かせることができるか、足の指の力で立ってみてください

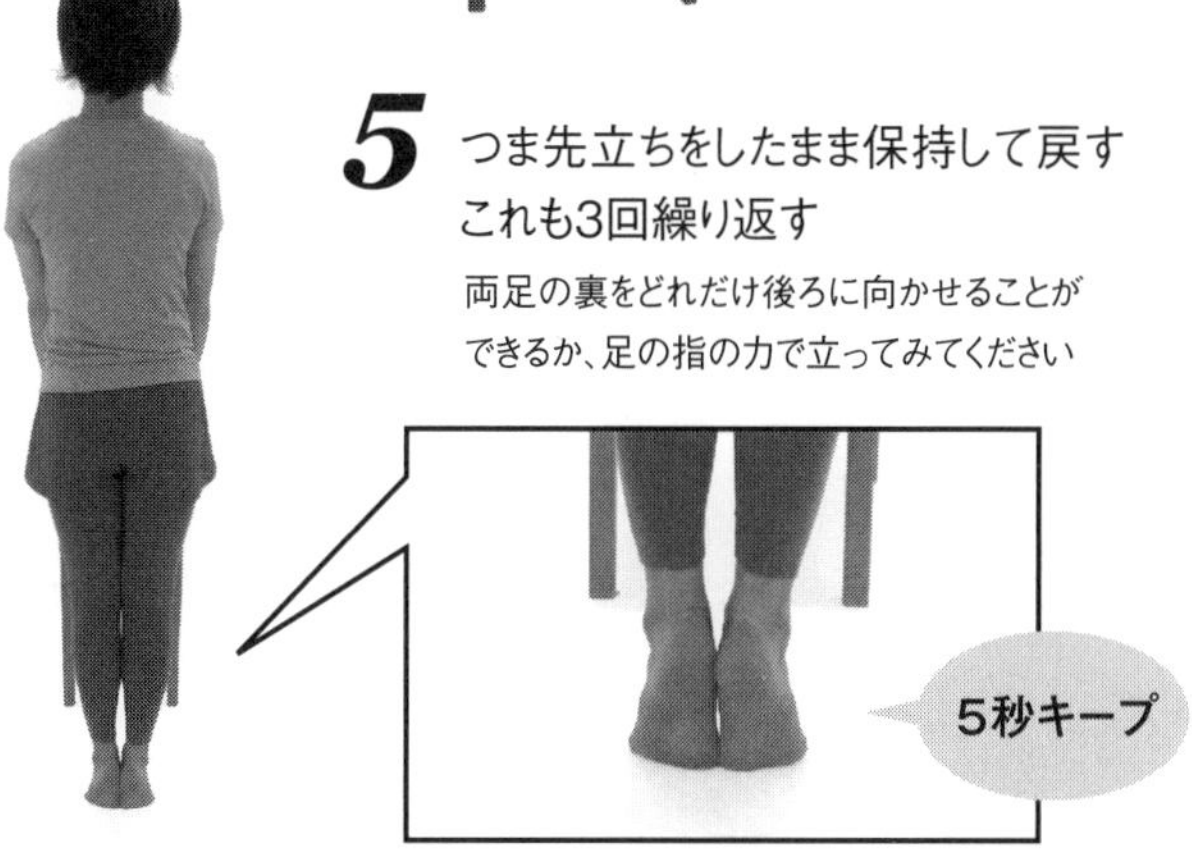

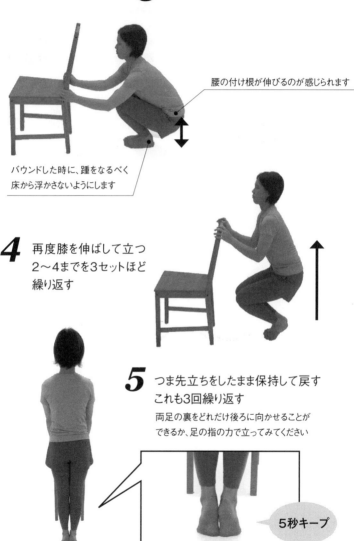

▶動画はこちらから!

https://youtu.be/nQAF0L1qu9k

ゆがみを直す骨盤体操⑨

腰を締める動き2 膝行

これは、主に合気道で行なう歩法ですが、常に足の指を使っています。跪座の連続運動です。足の裏は常に床に付かない状態で移動します。慢性の腰痛がある人はぜひ試してみてください。

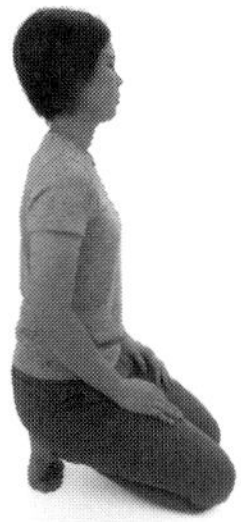

1 正座から跪坐になる

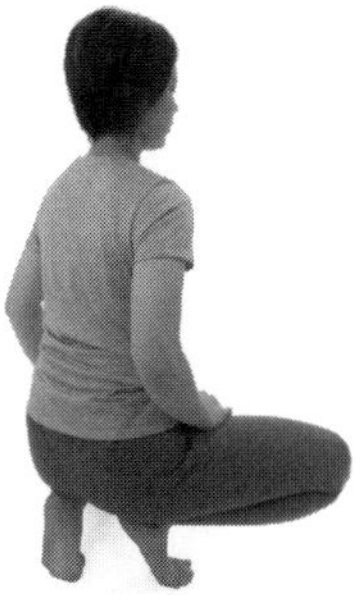

2 跪座のまま、右膝を床から浮かせ、右足を一歩前に移動させる

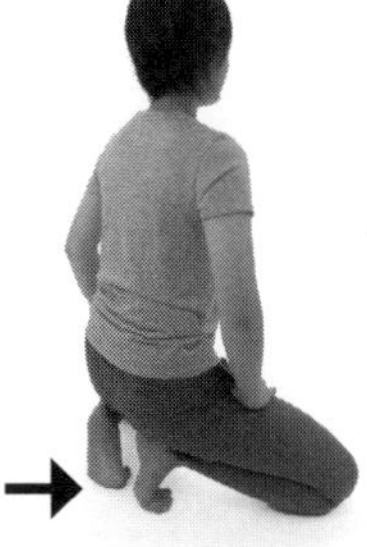

3 2と同時に、左膝は床に付いたまま、左足の踵を右足の踵に近づける

そして右膝を床に落とす

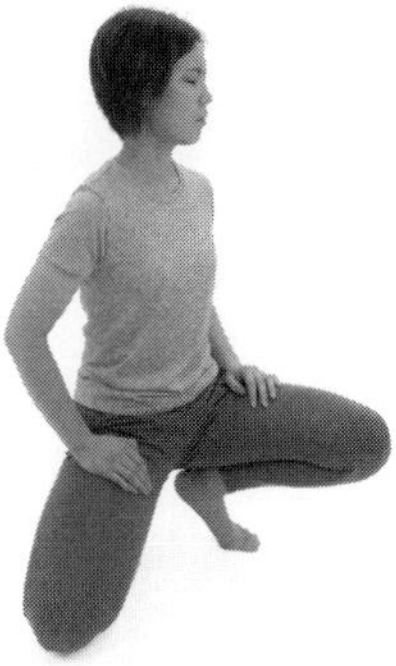

4 左足を一歩前に移動する

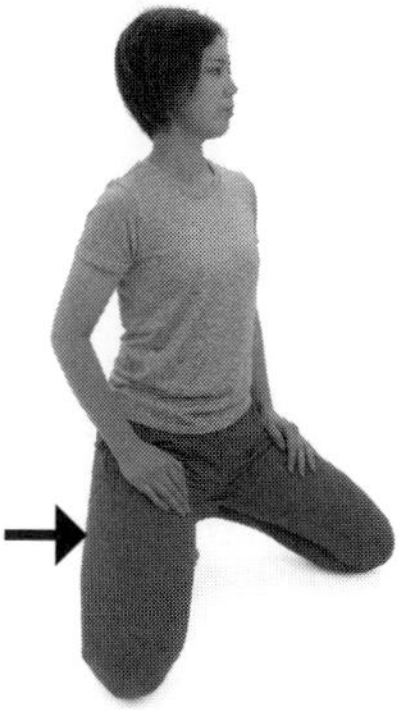

5 右膝は床に付いたまま、
右足の踵を左足の踵に近づける

6 2〜5を繰り返し、前に移動して行く

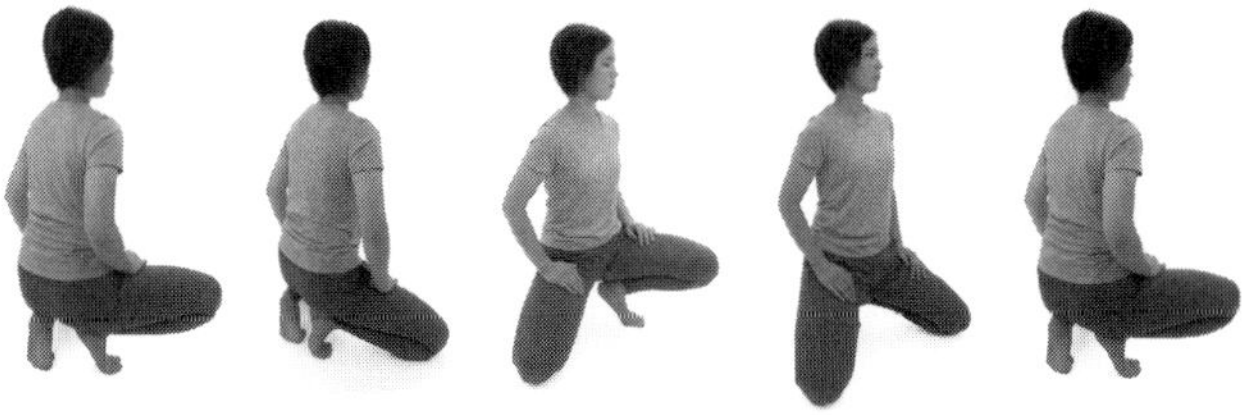

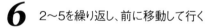

横隔膜呼吸法（ゆらぎの呼吸法）

本章では、最後に呼吸法をご紹介して終わりたいと思います。

さて、人の体の捻れの中心点は、胸椎（8，9）10，11番が大元であり、尺骨と腓骨の硬直が、体にロックをかけてしまうということは第1章の終わりでも申し上げました。

要は、中心の胸椎10，11番の下がりと硬直が、体の全ての不調の原因ということなのですが、**呼吸というものの概念を変え、実践することで、硬直の入り込みにくい身体を作ることができる**のです。

筋肉がモリモリした体が長生きするわけでもなく、栄養たっぷりの食品を摂ることが健康を作ることに繋がるのでもないことは、皆さん、もう薄々気づいていることと思います。

また、いつの間にかストレスを溜め込んでしまい捻れ易くなってしまう体を、どうしたら良いのかとお悩みかもしれませんね。

精神的に悩む人は、宗教や精神論に走りがちですが、そういった頭の世界で解決の糸口を見つけるのではなく、実際に人体の構造と動きを見直すことで、その具体的な解決策が体感できる方法があります。

それが、横隔膜呼吸法（健昴会横隔膜呼吸法・ゆらぎの呼吸法）なのです。

まず最初に、私の経験上、「この人は生き生きとして若々しい体だ」、または、「この人は鬱々として老人のような体だ」と、どこで感じ取っているか、または、体のどこを見て判断しているのか、というと、それはやはり、背中の胸椎10，11番の状況なのです。腰ではありません。

胸椎10，11番がどこかと言うと、女性だったらちょうどブラジャーの後ろの紐のあるラインあたりです。

ここが、スッとしていて腰にかけて反りがある状態が、若々しく、捻れのない健康的な体です。その逆に、この場所が硬くなっていて、丸まり、腰にかけて反りがなくなっている状態は、勢いのない老人のような体で、体が捻れ易くなっています。

この胸椎10，11番の状況に、その人の体の勢いや生命力というものが顕著に現れるのです。この部分が反っている体は若々しく活発に動きますが、この部分が後弯している体は動きが鈍く常に疲労感が漂っています。

実は、ここの動き（前弯したり後弯したりする動き）にこそ、人体の動きの全てが集約されているのです。

それはなぜか。

〈丸まっている体〉

・後弯している
・老人の体

〈反っている体〉

・前弯している
・若々しい体

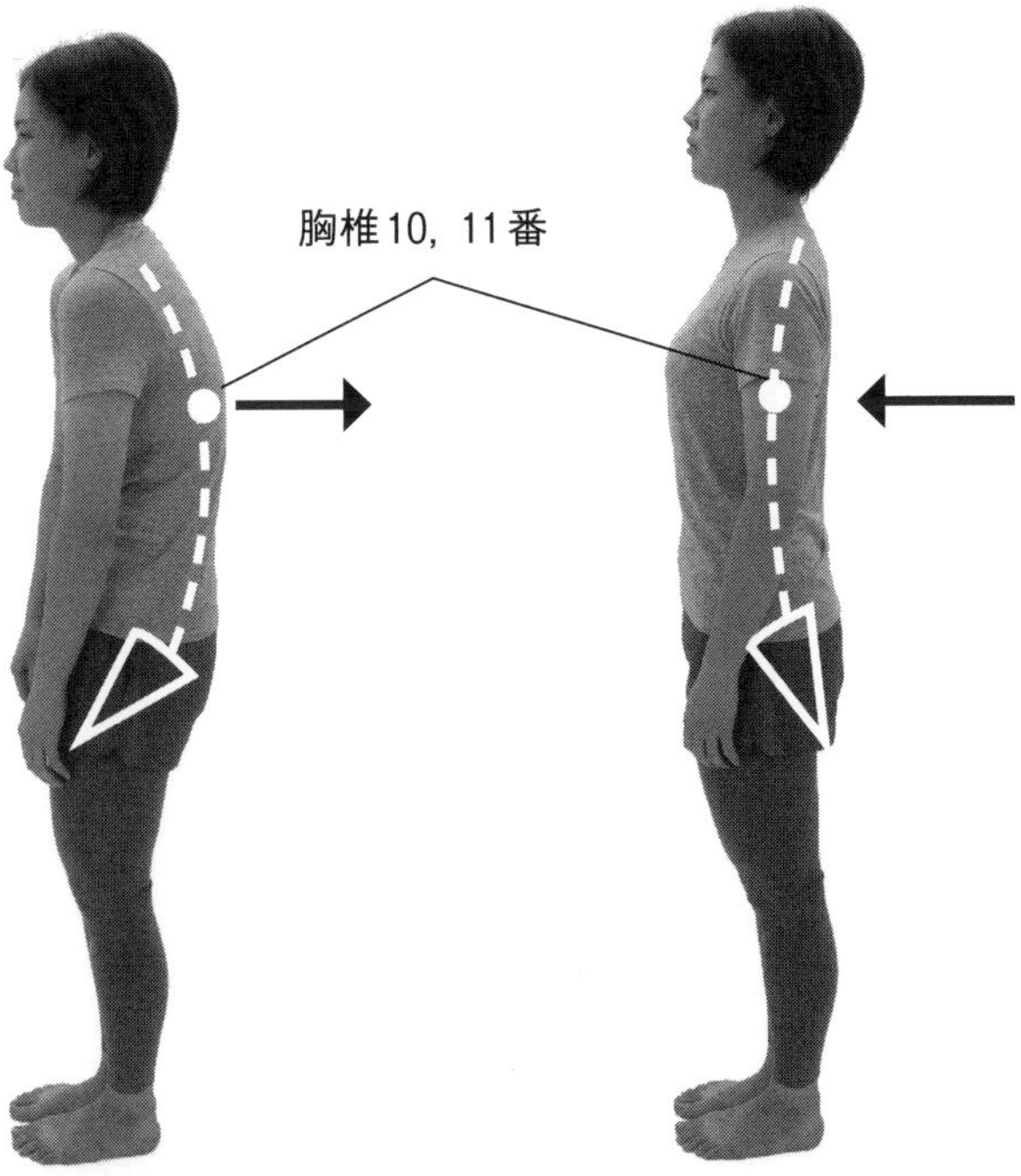

この胸椎10，11番のライン上（奥）には、人体の呼吸を司る横隔膜があるからなのです。（ちなみに、横隔膜は哺乳類にしかありません。ワニやペンギンのような爬虫類や鳥類には横隔膜はありません。）

横隔膜の付着している場所は以下の通りです。

胸骨部：剣状突起の後面
（胸の前の胸骨の先端）
肋骨部：第7～12肋骨・肋軟骨
腰椎部：第11～12浮肋骨につく弓状靭帯

つまり、呼吸というのは、横隔膜が動いて呼吸ができているわけですから、構造的に胸椎（8，9，）10，11番が動かないと呼吸はできないはず

〈横隔膜〉

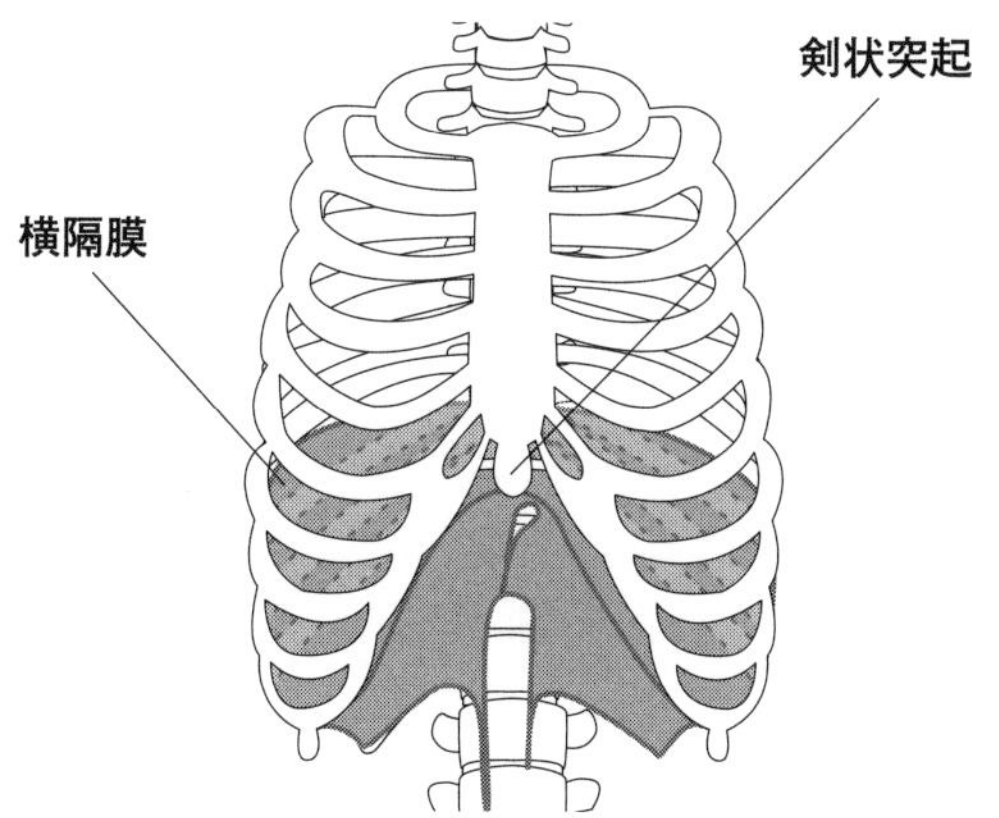

ということになります。

しかし、吸って～、吐いて～と、皆さん何気なく呼吸をしますが、どこを動かして呼吸していますか？　と聞くと、腹を膨らましているとか、胸を膨らましているとかの返答が殆どです。

腹を膨らましたり、胸を膨らましたりするやり方（腹式・胸式呼吸？）は、胸椎10，11番を動かすという横隔膜にアプローチする概念がありません。

つまり、何をやりたいかというと、単に大きく空気を吐いたり吸ったりすることが目的でなく、胸椎10，11番をダイナミックに動かし、深部の横隔膜を動かしたいのです。その延長線上に深い呼吸が可能になるというわけです。

なぜ、横隔膜に人体の全ての動きが集約されているという言い方をするかというと、横隔膜という体を上下に分けている大きな膜には、動脈・静脈・食道・各神経叢《しんけいそう》が通る裂孔（穴）があるため、横隔膜が動かないと人体全ての動きが制限されると考えられるからです。

癌傾向の体は、胸椎8，9，10，11番の背中の右の筋腹が硬直しているのですが、横隔膜で言うと、そのライン部分に大静脈孔があり、肝臓へゆく大静脈が貫く穴があります。

また、免疫系と深い関係がある胸骨は、その先端が剣状突起ですので、免疫力も横隔膜の動きの影響を受けざるを得ません。

全ての神経叢も横隔膜を貫いています。自律神経の乱れによるパニック症候群（障害）の体も、呼吸が乱れています。息を長く吐くことができなくなって体に波を入れにくくなっています。横隔膜が硬くなると自律神経、交感神経の乱れを招くのです。

こう見ると、全ての人体の健康の源は、横隔膜の動きにあると言えるのです。

▶動画はこちらから!

https://youtu.be/bga3UMnol5o

ゆがみを直す骨盤体操⑩

ゆらぎの呼吸法

最初は正座(踵を揃えた正しい正座)をして、胸椎10, 11番を意識(イメージ)して、ここを中心に背中を前後に揺らしてゆく要領で行ないます。慣れてくると、立っていても出来ます。

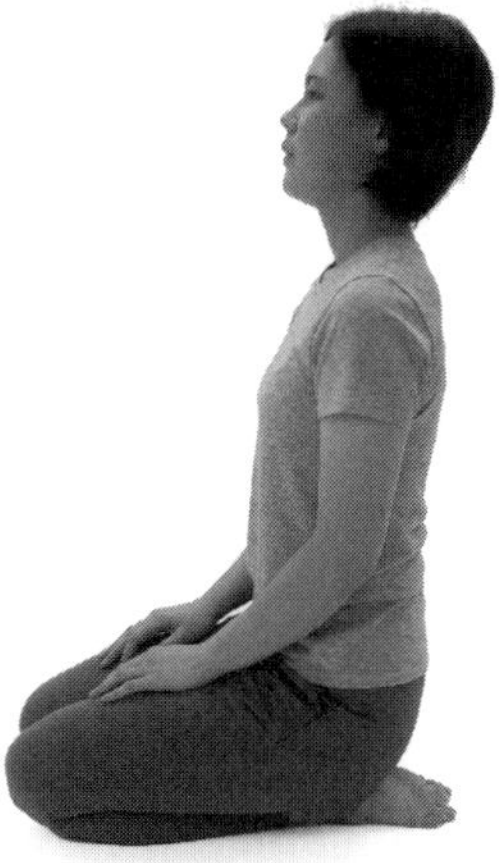

1 正座をして座る

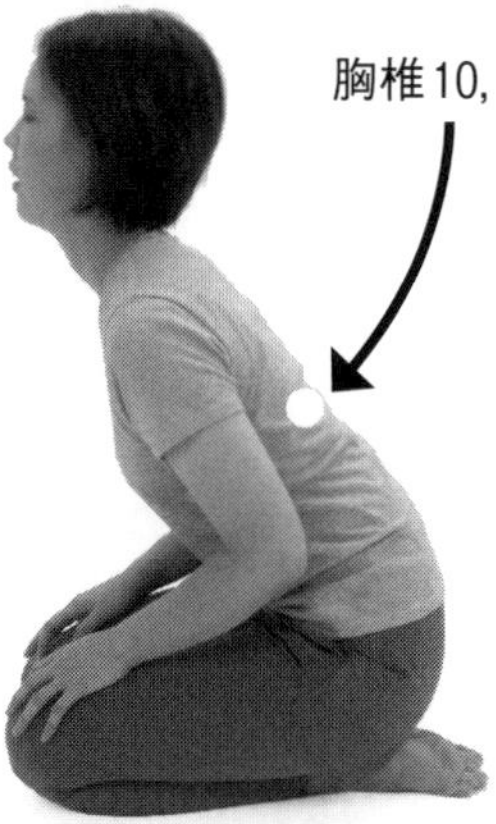

2 口から息を吐いていく

そのとき、息を吐くに従って背中を反らしていく(胸椎10, 11番を中心に背中を反らしてゆくイメージ)

息を吐くときは、喉の奥を狭くして息を吐きます

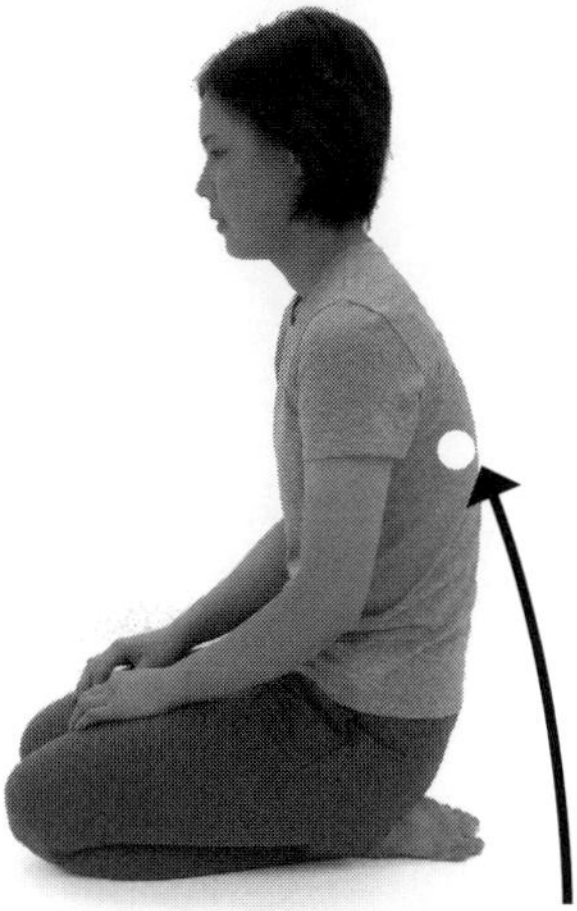

胸椎10,11番

3 吐ききり背中が思いっきり反れたら、息を鼻から吸ってゆく

このときは吸うに従って背中を少しずつ丸めてゆく(胸椎10, 11番を中心に背中を丸めてゆくイメージ)

息を吸うときは、鼻水を啜るように上唇を鼻に近づけるようにして鼻から息を吸います

4 2と3を数回繰り返す。寄せては返す波のように

上記を基本形として、これにはいくつかのバリエーションがあります。

息を吐いたときに、背中を反らすと同時に鎖骨を後ろに引っ張ってゆくと、胸骨の動きまでイメージ出来ます。

注意しなければならない点は、ラジオ体操のように、息を吸ったときに体を反らしたり、吐いたときに体を丸める動きではありません。その逆の動きです。

健昴会横隔膜呼吸法は、息を吸ったときに丸める。息を吐いたときに反らすという動きです。この点を注意してください。

次の章では、病気を招く原因である「脳疲労」についてご紹介します。そこで手の「握る力」についてお話ししますが、「握る力」というのは、まさに吐く呼吸力と深い関係があります。吐く呼吸力が弱まると強く握れなくなるのです。吐くから締まる、吐くから力が出るのです。

この横隔膜呼吸法で、全身の呼吸力を蘇らせ自律神経を整わせ、また、脳疲労を軽減させることが可能です。

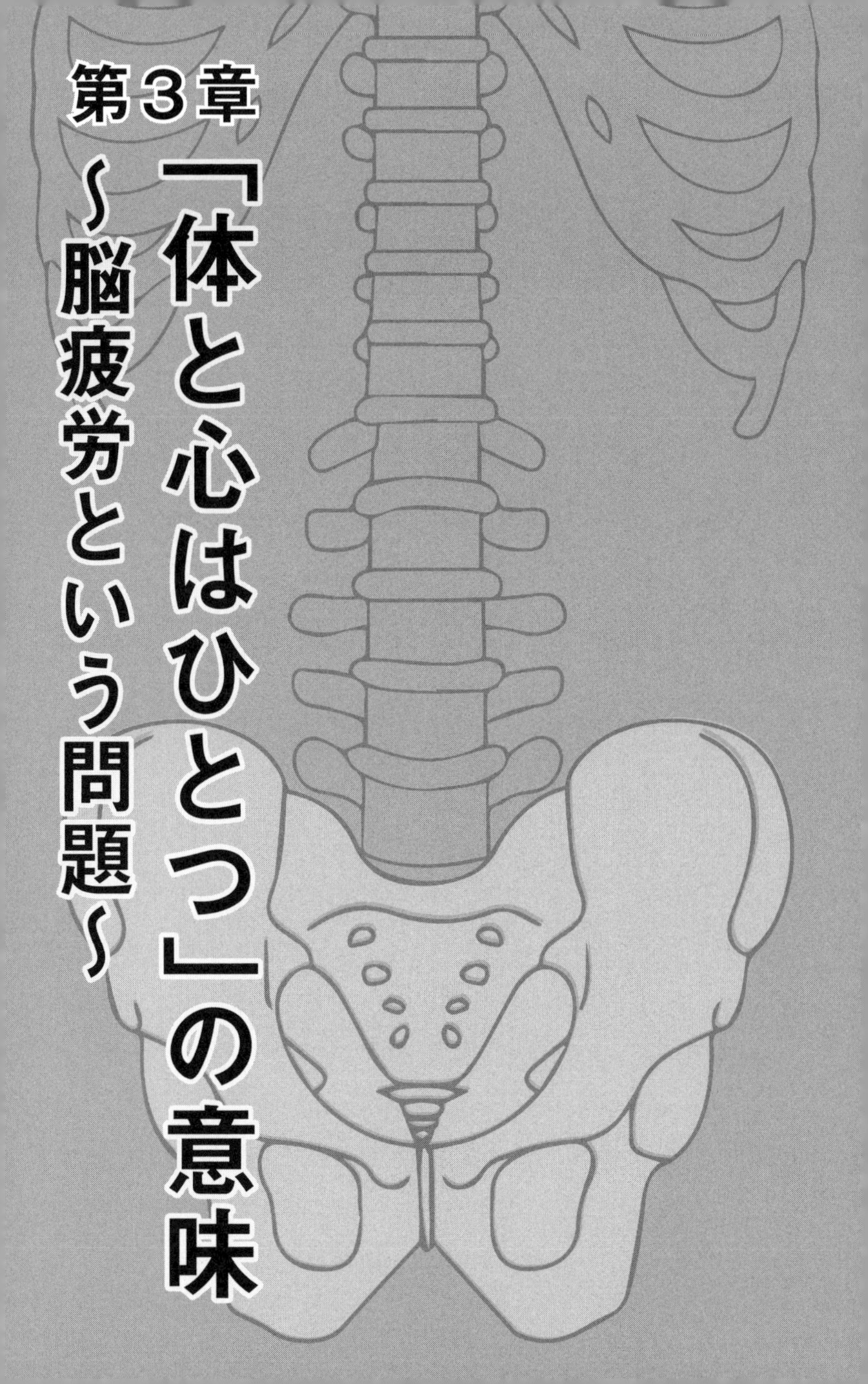

第３章

「体と心はひとつ」の意味

〜脳疲労という問題〜

前置き

この第3章で述べる内容は、人によってはかなり突拍子もないように聞こえるかも知れません。馬鹿らしい、理解できないと言う人もいるかもしれません。

そう思いながら、なぜ、このようなことを本に書くのか。

私は、人の体の解明は、西洋医学では限界に来ていると思います。既に壁に突き当たっていると思うのです。ですから、西洋医学とは全く異なる見方で人の体を考えなければならない時期に来ていると私は考えるのです。

現代医学は、人の体を皆同じに考え、数値を平均化し、切ったり取ったり、また、投薬して機能を止めたり、神経を麻痺させて痛みを一時的に消したりを繰り返しています。挙げ句の果ては臓器交換です。

それで人の体は治ったり、良くなったりしたでしょうか。人の体を単なる肉の塊として考えていて、それで良いのでしょうか。

この国に西洋医学が入ってから100年以上経って、確かに機械技術は進歩したでしょう。

しかし、切る取る消す技術は進歩したとしても、病気の根本原因は追究できたでしょうか。病気はなくなったでしょうか。


「病気になったら医者に行けば良いんだよ」

「調子が悪ければ薬飲んで、それでもダメなら手術すれば良いんだよ」

まるでお金を払えば何でも解決するかのような短絡的な思考。これは何によって教育されたのでしょうか（そういう考えの人はそれで良いと思いますが……）。現代医療の営利主義に絡め取られて、それで良いのでしょうか。


このような、切ったり、消したり、取ってすげ替えたりすれば良い、という乱暴な考え方が生まれるのは、その病気の発生理由がわからないからに外ありません。

どうして股関節が癒着するのでしょう。五十肩になるのでしょう。糖尿病とかリウマチとか多くの難病はなぜ起きるのでしょうか。なぜ、ある人は体の右側に症状を訴え、また、ある人は体の左側に症状を訴えるのでしょうか。そして……なぜ人は癌になるのでしょうか。

わからないから、薬で麻痺させてしまえ、切って取って捨ててしまえ、となるのです。

結果論的に、良くなった、または、治ったように見えても、体は治ってはいません。病気が繰り返されたりするのは、病気になる根本理由を追究していないからです。

西洋医学的な世界では、病名だけ増え続け、ほとんどの病気はその根本原因がわからないのです。それでは永遠に人の体は改善されはしないでしょう。

実のところ、万人を健康にさせるテクニックや方法など、本当はありません。

人の体は他人が良くすることはできないのが事実です。他人が他人の体を良くする道筋を提示することはできますが、病気を治すことは本人でなければできません。

なぜ、そのような病症が出てしまうかの理由こそ大事で、テクニックではなくて、病気になる理由を本当は追究すべきなのです。

そして、これから本章で述べることは、今まで人の体を見てきて私なりにたどり着いたひとつの結論です。

この第3章をお読みになって、不快感をお持ちになる方もいるかもしれません。しかし、「こういう見方もあるのか」という、ひとつの参考意見としてお読みになってください。あくまで、病気の発生の根本理由についての、整体健昴会独自の整体学の見解としてお考えください。

脳疲労の現れ方

体は関節が伸びれば良いというわけではない、という点はこれまで何度かお伝えしてきましたが、では、どういった体が良い体なのでしょうか。

人には、「体の伸び」と「筋力的な力」という2つの要素があります。体のゆがみは伸びだけの問題ではなく、力が偏るから、または、力がなくなるから歪む、とも言えるのです。

体の伸びと筋力的な力、この2つがバランス良く整っている状態が一番の構造的健康体といえるのです。

それでは、どうすれば「筋力的な力」を得ることができるのでしょうか。

「体のコアが大切で深層筋が大事だ」とか、「腸腰筋こそ鍛えなければいけない」などとよく言われますが、バーベルを持ち上げたって、腹筋運動をしたって、正直な話、コアな筋肉の力は養えません。

本当の意味でコアな力はどこの力なのか。

実は、その力の源こそ手足の握力なのです。そしてその握力の源が胸椎10,11番を中心とした横隔膜の動きなのです。

人は、握れなくなったり、または、歩けなくなると、頭の働きが弱くなったり、死に近づくのは皆さんご存知の通りです。寝たきりになり箸も持てなくなると、もうあの世が近いのです。実はこれは、人が手足の握力を元として体を絞る力を作っているからなのです。

この手足の握力が、ふっといつの間にか抜けてしまうのが、多くの現代人の特徴です。そして、その原因に精神疲労（脳疲労）があります。

簡単に言うと、精神疲労が蓄積してゆくと、手と足の握力がなくなってしまうのです。「ギュウッ」と握れなくなるのです。足の握力がなくなり、床に手をつかずに立ち上がれなくなってしまうのです。

これは大人に限らず、子供にまで起きることなのです。年と共に足腰が弱ったというわけではありません。

ところで、手足の握力というのはどの部分の筋力でしょうか。

まず、何かを握るとき、大半の人は指を曲げて指力でゲンコツを作るように握りますが、これは、わしづかみです。

これは、猿の握り方です。

私たち日本人は箸を使いますのでわかると思いますが、箸のつかみ方をよく見てください。

手の平の生命線と呼ばれる手相のラインを折り曲げるようにして指を使っているのがわかると思います。この生命線を折り曲げる場所の力が肩胛骨を締める力となっているのです。

箸をうまく持てない人は、わしづかみなのです。生命線を折り曲げるように箸を持てば簡単に上手に箸を持てます。

ちなみに、猿はきちんと箸を持てないと思います。箸を上手に持つことができれば、猿は人に進化するはずです。猿は肩胛骨を締める力が弱いと言えます。(肩胛骨を締める力とは、肩胛骨を浮かせる力です。)

手の骨は130ページの図のようになっています。

たいていの人は、指の細長い骨は手の平から伸びていると勘違いしていますが、そうではありま

〈わしづかみの手〉

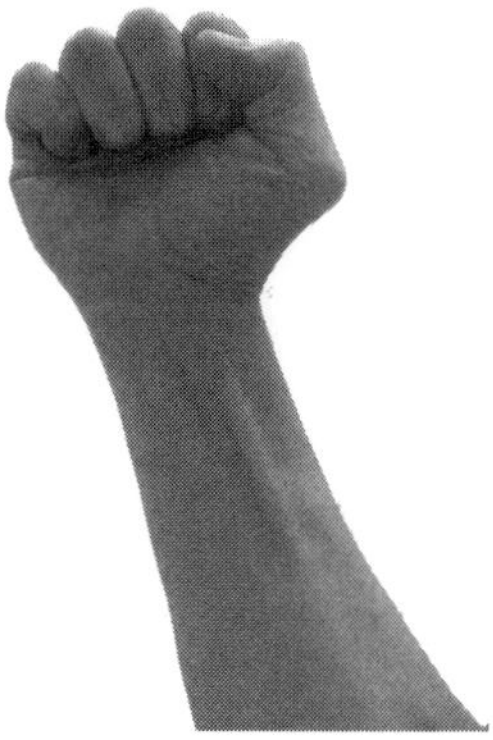

〈生命線で握る手〉

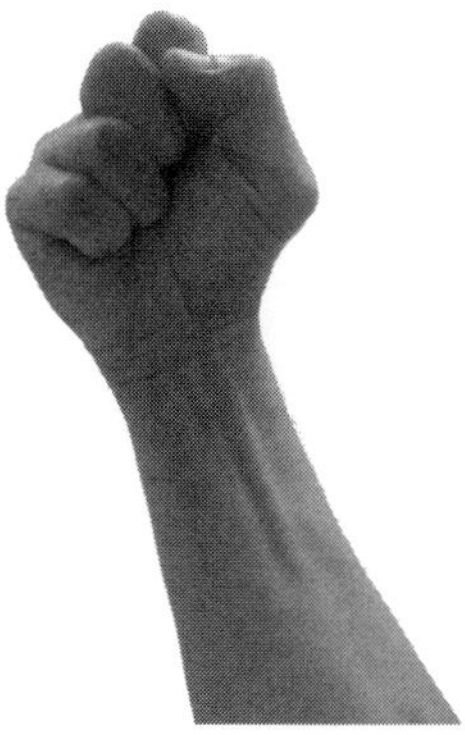

せん。手の平の中には、中手骨《ちゅうしゅこつ》という指の骨と同じように長い骨があり、そこに筋肉などがつくことで手の平は形成されています。

生命線を折りたたむ力は、この中手骨と基節骨を折りたたむ力なのです。その他の、中節骨、末節骨（親指には中節骨はない）は、中手骨と基節骨を補佐していると言えましょう。

ちなみに、居合いの上級者が日本刀を握るときの手の形（本手）は、わしづかみではなく、この中手骨と基節骨を使った生命線で握っています。

日本刀の柄は円形ではなく楕円形ですので、その楕円面のラインに生命線を合わせるように握っています。この握り方で肩胛骨の動きとの連動性ができるのです。

鉄パイプで叩くような腕力の振り方ではな

〈手の骨〉

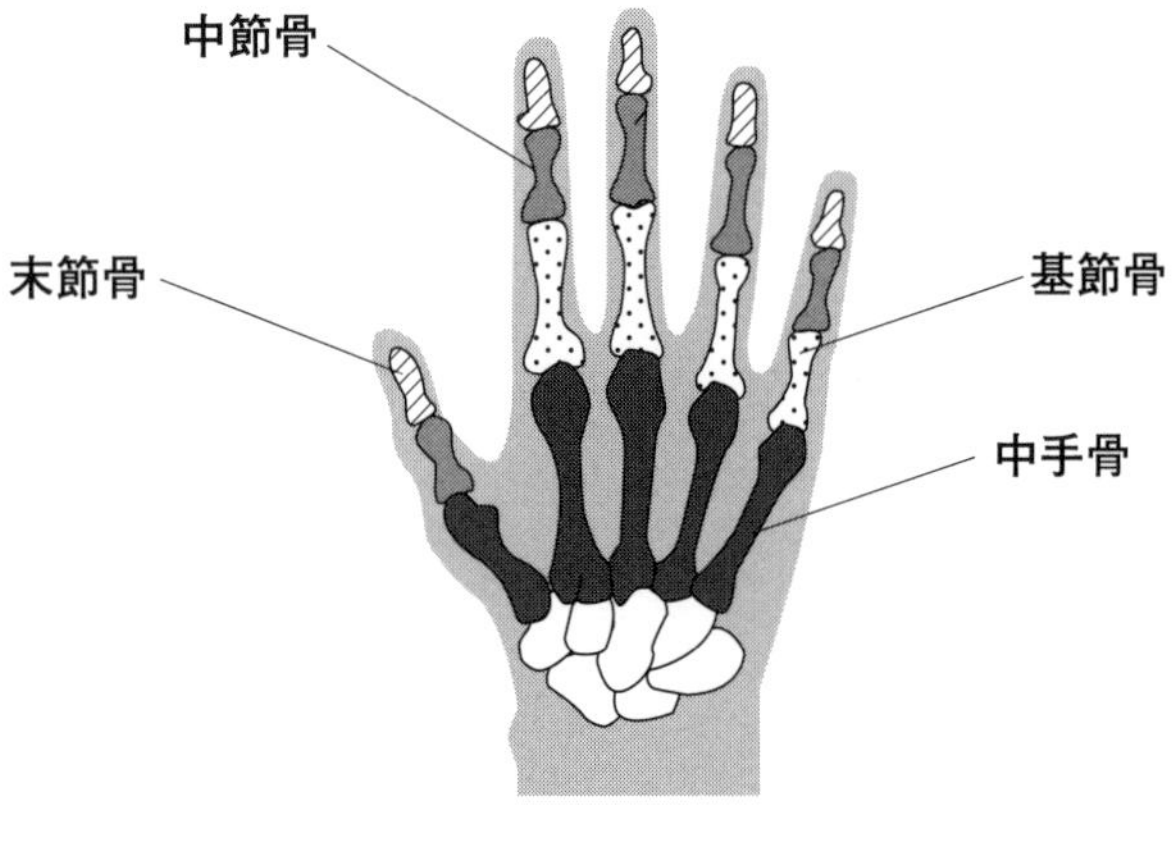

く、肩胛骨を支点として円を描くように刀を無理なく使うことができ、刃筋の通った振り方ができるのです。

また、空手などの正拳の握り方や手刀の形も、やはり、生命線を折り込むように握り、指を伸ばしていても生命線に力を入れた形です。これは箸を掴む形の延長線上にある力の入れ具合であって、わしづかみではありませんし、手刀の場合も、指を反らして単に真っ直ぐに伸ばしてはいないのです。

わしづかみではなく、生命線を折り曲げるように握る力が肩胛骨を締める力なのです。この中手骨と基節骨を折り曲げる力は、手首を締めます。この生命線を折り曲げる力というのは、実は、橈骨と尺骨の動きの力なのです。

橈骨と尺骨の動きがアンバランスだと生命線で握れません。橈骨と尺骨の動きがアンバランスだと肩胛骨がうまく動きません。そのために体が捻れてくるとも言えるのです。

体の右と左の意味

先の項目でも述べましたが、精神疲労が蓄積してゆくと、手と足の握力がなくなってしまいます。精神疲労、つまり心の状態と、手足の握力はどのような関係にあるのでしょうか。「病は気から」「心技体」など、昔から心と体には何らかの関係があると考えられてきました。「体と心はひとつ」なのです。本項ではこのことについて掘り下げていきましょう。

長年、私は人の体を見てきて、どうして捻ったり怪我をしたりしたわけでもないのに急に手首が腫れて動かせなくなったり、徐々に股関節が癒着を起こしてゆくのか、また、どうしていつもAさんは体の右側に不調を訴えてくるのか、Bさんは体の左側ばかり不調を訴えてくるのか、疑問でした。

そこには、西洋医学的な世界では解明されない理由《わけ》があったのです。西洋医学的な世界で人の体を考えているから、今までわからなかったとも言えます。

人の体の根本を形成している事柄、それは何か、まず、このことを考えなければなりません。

食べ物の栄養の過不足でもなく、筋肉の疲労でもなく、骨のズレだとかの話でもないのです。その現象の根本が見えていないから、西洋医学の世界では永遠に病気はなくならないのです。投薬をしても手術を受けてもイタチゴッコなのです。

私は、生命の根本は「陰陽のクロス」だと考えます。また、DNAに代表される宇宙的な真理は「螺旋」にあります。つまり、螺旋というのは陰陽のクロスであり、生命の根本なのです。

自分という体の根本は、自分を作った父母の陰陽のクロスなのです。自分という存在は神様がいたからではなく、その前に現実的に、父親という男性と母親という女性がいたからこの世に生まれたはずです。

その陰陽のクロスが、腓骨と脛骨、橈骨と尺骨に存在しているのです。

つまり、子供の頃にどのような両親の元で生まれ育ったか、父親と母親がどれだけ愛情を持って自分を育ててくれたか、そのような事柄が、子供の心や肉体の成長においては大変重大な問題として関わってくるのです。

その人の感情の世界は元々、育てられた家庭環境、父や母の愛情によって作られると言って過言ではないでしょう。

まさに、親の愛こそが人の精神的世界の原点なのです。

これこそが、逆に、その人の体に染みこんでゆく大きな問題になってしまうのです。体のゆがみの原型を作り上げる要因なのです。

ある人にはストレスになることも、ある人には全くストレスにはならない理由がここにあるのです。現代の人間社会に病気があまりにも多い原因もここにあります。

子供の頃に親からの暴力虐待を受けた人は、多重人格障害（解離性同一性障害）を起こす確率が非常に高いと専門家は言います。

子供の頃に受けた心と体の傷は、自分の中に何人もの人格を作り上げ、瞬時に他の人格にすり替わり、または本来の自分を消し去り、自己の心の存在を保とうとするのです。

繰り返しになりますが、自分という体は父親と母親からできています。神様がいるからこの世に生まれたというものではなく、現実的に父親と母親がいなければ自分はこの世の中には存在しません。

そう考えれば、自分の体には母親と父親がいるのです。自分の体には、死ぬまで父親と母親が存在しています。

さて、両親は自分のどこにいるのでしょうか。

記憶と言うと頭の中になってしまいます。脳にはもちろん親の記憶は保存されていますが、物質としての体の形と動きの世界に、実は両親は存在しています。

簡単に、自分の体を半分に、右と左に分けたとしましょう。すると、母親はどちらにいるでしょうか。父親はどちらにいるでしょうか。右でしょうか左でしょうか。

古代中国の陰陽（五行）説では、男性が陽、女性が陰とされています。そして、陽は左で陰は右となっています。ですから、父は左、母は右、と言いたいところなのですが、そうではありません。

なぜ中国の陰陽では左が陽で右が陰、男が陽で女が陰なのか、まずはそこから見ていきましょう。

まず、日の昇る東は陽（上位）、日の落ちる西は陰（下位）であると考えられていました。

そのため、北を背にして男女2人が横並びに並んだときに、南から見たときの向かって右側（東）に男性が、向かって左側（西）に女性が配置されたのです。京雛人形もこの置き方で飾ります。

このとき、横並びの関係性から見れば、女性の左に男性、男性の右に女性が位置することになります。そして自分の左側が上位になりますので、左に位置する男性を陽、右に位置する女性を陰としたのです。

しかし、整体学では、男性（父親）、女性（母親）、子供（自分）の3方向の位置から考えます。

南から第三者が見たとき、向かって左に位置するのは女性になりますので、左というのが陽であるならば、南（正面）から見たときは左にいる女性が陽になります。つまり、左が陽であるならば、女性は陽なのです。基本的に陰陽説に従って左が陽であるなら、南にいる自分から見た場合、母親のいる左は陽なのです。つまり、母親（女性）は陽です。父親（男性）は右で陰になります。

ですから、一般的な陰陽の世界観とは逆になりますが、整体学では、**女性は陽、男性は陰**となります。

すなわち母親は自分の左側に存在しています。そして、父親は右側に存在しているのです。それが、自分の体の橈骨と尺骨、腓骨と脛骨に反映されています。

手足の親指は、体の中心に近く親柱（支柱）のような存在です。ですので、親指が父親的な役割を負い、小指は親指を補佐する母親的な役割と考えれば、**小指側の尺骨と、すねの外側の腓骨は母親になり、親指側の橈骨と、すねの内側の脛骨が父親になります。**

「両手・両足には、それぞれ親指も小指もあるではないか、右足にも腓骨があり、右腕にも尺骨があり、そして、左脚にも脛骨があり、左腕にも橈骨があるではないか、それはどう考えるのか？」と言う人もいるでしょう。

〈陰陽説における両親(横並び、2方向)〉

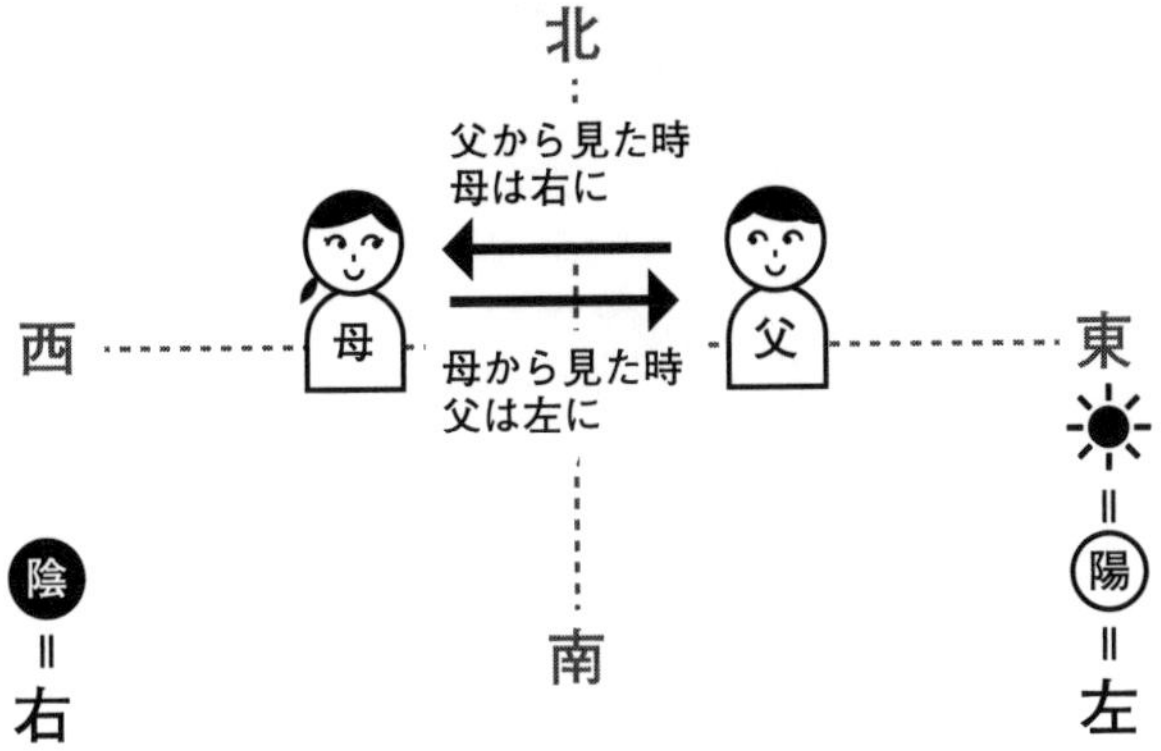

〈整体学における両親(3方向)〉

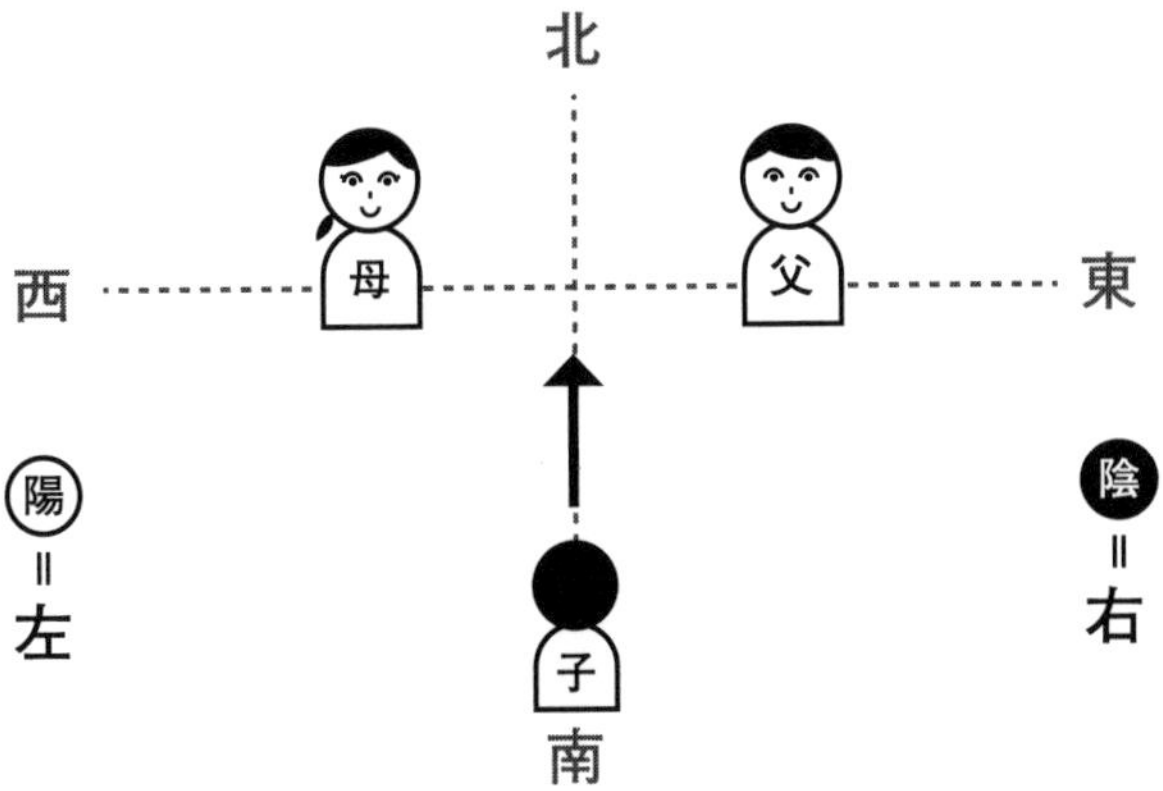

〈父・母と橈骨・尺骨、腓骨・脛骨の関連〉

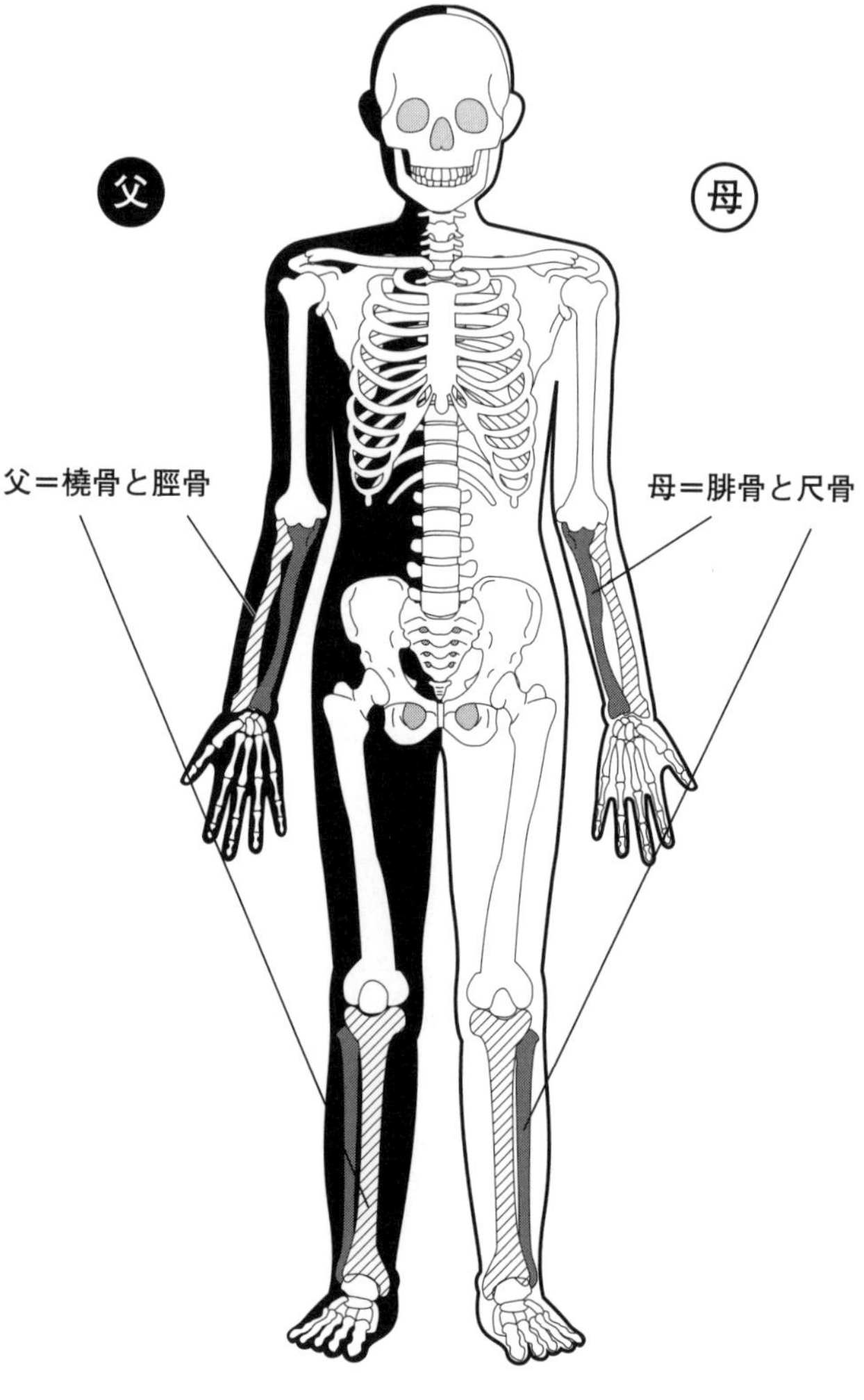

それは、螺旋の力においては、この2本の骨の存在が左右に絶対的に必要なのであって、体の左右の世界において左半身は母親、右半身は父親が存在していても、さらに左右の腕や足の世界にも、それぞれ父親・母親という存在があるということです。

皆さん、神社などにお参りをしたときには、左右の手の平を合わせるでしょう。それは何を意味しているのでしょうか。

それは、右手の父親と左手の母親を合わせ(クロスさせ)、その真ん中に自分という存在があることの証明を形として表現しているのです。神様に挨拶しているというのではありません。神様がいるとしたら、それは自分の両親なのです。

また、面白いことに、手を合わせる形を見

〈合掌の手〉

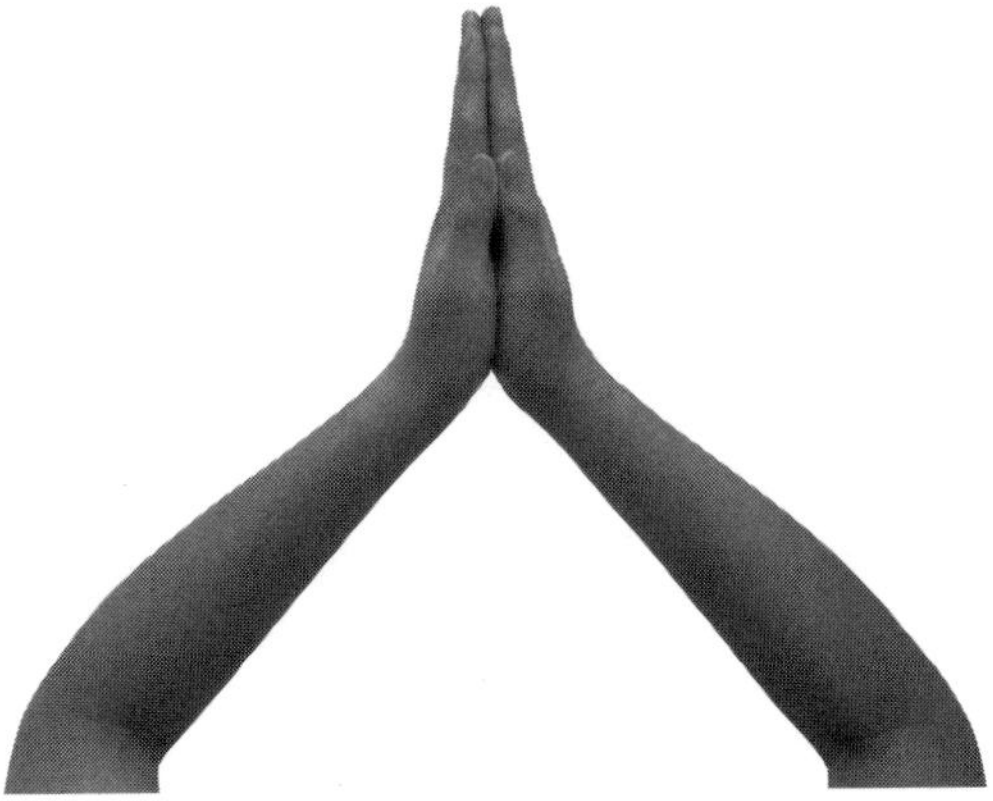

ると、両腕の橈骨と尺骨の骨は、回内でも回外でもない中間位の形になっています。

きちんと足首を真っ直ぐに伸ばした正座をして、左右の手の平を合わせ合掌する。この形（姿）というのは、少なくとも、精神的にも肉体的にも素晴らしく良い形であるということが言えます。

我々日本人は、子供の頃にこの姿勢を教えられ、それを受け継いできました。食事のときは、正座をして手を合わせ、「頂きます。ごちそうさまでした」を言いました。仏壇に向かって正座をして手を合わせました。

しかし、現代の生活はどうでしょう。仏壇もなければ神棚もない。食事はテーブルでスマホを見ながら。手を合わせたこともない、正座もしない、拝んだこともない。そんな環境では心も体も育ちはしないのです。

西洋医学的な世界しか信じることができない人は、そんなこと人の体に関係ないよと、言うことでしょう。

しかし、だからこそ人の体がわからないのです。検査数値でしか判断しない世界で、本当の人の体など解明できはしません。

症状として現れる脳疲労

これから申し上げることは、病症名を例として取り上げます。しかし、これらの症状を持っている方に対する誹謗でもさげすみでもありません。

今まで人の体を研究してきて、このことはとても重要な事柄であるため、あえて、脳疲労のひとつの典型として説明しなければならないと思ったのです。そのため、あえて西洋医学的な病症名を使います。

●橈尺骨癒合症

手の平を上に向けられない、つまり、手の平を回外できない症状に病名がついているのをご存知でしょうか。これは「橈尺骨癒合症《とうしゃくこつゆごうしょう》」といわれています。幼児期から出る場合も多く、「両側先天性橈尺骨癒合症」というように、先天性という名前がついている場合もあります。

橈骨と尺骨をクロスすることはできても、並行にはできないのです。

西洋医学的には橈骨と尺骨が癒合しているからということですが、多くが先天性ということで片付けられてしまっています。

前述しましたが、手の中手骨で握る力は、尺骨がフレキシブルに動く力です。そして、肩胛骨が浮き、体が絞られる力です。体の力が中心に集まる力になります。

つまり、癒合しているという状況以前に、橈骨と尺骨を並行にできる力が、橈尺骨癒合症の人には足りないということになります。

なぜ、橈骨と尺骨が癒合してしまうのでしょうか。

脚にも膝下に、橈骨・尺骨と同じような意味合いの腓骨と脛骨があります。そしてさらに、脚の腓骨と脛骨も癒合してしまう状況もあります。癒合すると股関節が癒着します。または、膝関節が変形してきます（膝下O脚）。

膝下は、日常的に腕のようにクロスはしませんので、癒合を自覚する事が非常に難しいのですが、腓骨と脛骨も、橈骨と尺骨と同じように癒合してゆく状況があるのです。それはなぜなのでしょうか。

橈尺骨癒合症の人が、以下に述べる全てではないと最初に断っておきます。

癒合症の人が罪を犯す人だという意味では決してなく、橈尺骨癒合症は脳疲労と関係があると私は思うという意味で、書かせていただきます。

私が腕の橈骨と尺骨の関係を考え始めたきっかけとなった事件があります。

だいぶ前の事件ですが、それは、１９８８年（昭和63年）に起きた、ある場所で起こった連続幼女誘拐殺人事件です。

その犯人は、両手の手の平を上に向けられない先天性橈尺骨癒合症でした。橈骨と尺骨をクロスの状態から並行状態にできませんでした。

鉄棒の逆上がりができない。水をすくって顔を洗えない。茶碗をうまく持てない。このようなことで、小さい頃から学校の同級生からいじめの対象になっていたらしく、心に傷を負い、またはコンプレックスとなり、成人して幼女を誘拐して殺すという罪を犯したと、当時は結論づける人が大半でした。


前腕の骨をクロスの状態から並行状態に移行させる運動に、父親と母親の存在が関わっていると気づいたのは、彼の父親のその後の行動を彼がどのように表現したか、また、彼が死刑になった後、母親の行為がどのようなものだったかを知ることで、生前の彼の心の隙間を窺うことができたことからです。

彼が捕まって拘置所に収監中、父親が、ある橋から投身自殺をしました。そのとき、父親が自殺したと聞かされた彼は、父親に対してその存在を否定するかのような暴言を吐いたと記憶しています。（あまりにも酷い言葉ですので、ここでは書きません。）

また、絞首刑になった後、彼の遺体をどうするかを所員が母親に聞いたところ、遺体は引き取らないと答えたそうです。「そちらで処分してください」と。

私はこの話を知り、彼は比較的、経済的には恵まれた家に生まれたにもかかわらず、彼に対する両親の愛情は冷え切ったものだったのだろうと思いました。彼は愛に飢えていたのでしょう。彼は、とてもかわいそうな人間です。

いや、もちろん彼によって殺された子供やその遺族の悲しみは計り知れませんし、そのような犯行は決して許すことはできません。

しかしながら、この加害者は、両親から本当の意味での愛情を受けられないまま大きくなっていったのだと私は思います。自分を両親の代わりに可愛がって面倒を見てくれていた祖父が亡くなってから数カ月後にこの異常な犯行に至っています。

両親からの愛情の欠如。それが私には、手の平を上に返せない表現になると思えてならないのです。橈骨と尺骨を並行にできない形に現れるのだと思うのです。

彼の心の中には父親と母親の存在が完全に空白だったのではないでしょうか。欠けた空白を埋めるための犯罪。そして、手の平を返せない状況。橈骨と尺骨のクロスした形。これはひとつの脳疲労の形なのです。それが橈骨と尺骨の動きの本質なのだと思います。

橈骨と尺骨には、誰しも自分の父親と母親が存在しているのだと私は考えます。そして、構造的に、脳疲労は、脚の腓骨と、腕の尺骨の動きに現れるのです。

●リウマチ・五十肩

また、以前、かねてから私の所に来所されていた65歳の女性が、急に両手首が腫れて痛くて曲げられず、手を床につけられなくなった、と駆け込んで来たことがありました。

その方は、体も非常に柔軟で、後ろ手も組めていたのですが、突然、手首が腫れて痛み出したと言うのです。

そのときの彼女の状況は、90才になる母親が施設で亡くなり、そのすぐ後に、息子が地方の女性と婚約するという状況でした。

母親は老衰とのことでしたが、母親が亡くなるということは、やはり、彼女にとってはかなりショックのようでした。

また、息子についても、結婚相手が、儀礼やしきたり、親族との深い関係を重要視する地方の家の娘さんであり、彼女とは馬が合わないらしく、半ば諦めのような（めでたいが、めでたくはない）ことを言っていました。

そんな状況に仕事のリタイアが重なり、ドスンと疲れが出たのでしょう。脳の疲労です。

橈骨と尺骨が手の踝を構成してますから、手首は脳疲労が出る場所なのです。橈骨と尺骨の癒合の発端が手首を腫らすのです。それも急に起きるのです。

五十肩も構造的には側腹（脇腹）が硬直して起きますが、やはり五十肩も、大元は脳疲労なのです。ですから、すぐには良くなりません。

施術のポイントはありますが、脳の疲労が少しずつ取れるに従って良くなりますので時間がかかります。つまり、腕を動かなくさせて、または、手首を腫らし痛みを出して、「少し休んでくれ」と、脳が訴えているのです。

だから、すぐに痛みが取れれば良いというものではないのです。まして、薬は神経を麻痺させるだけですから、脳疲労を取ることはできません。

彼女は、最初来所したときに、「これはリウマチですか？」と私に聞きました。

私が、「あなたはリウマチと言いますが、それではリウマチとは何ですか？」と逆に尋ねると、「さ～わかりません」と言います。西洋医学の病名なんてそんなものなのです。

ちなみに、西洋医学でリウマチと診断される状態の人の体は、整体学的に見ると腎臓系など（胸椎10，11番）を中心とした、全身の萎縮が起きている状態です。ですから、指の形が内側に巻き込んできて痛みが出ます。まるで、幽霊のような「うらめしや～」という手の形になります。

これも、橈骨と尺骨の癒合があるからなのですが、これも元を正せば、脳疲労なのです。リウマチの人は、人間関係や家庭環境がとても複雑です。ストレス過多なのです。

手首が腫れたその女性は、母親の葬式と納骨が終わり、息子の結婚式も終わり、やっと一段落したところで、手首はだんだんと腫れが取れてきて楽になってきたという報告を聞けるようになりました。半年ぐらいかかりました。彼女はその間、薬は一切飲みませんでした。

●甲状腺腫・不妊・流産

ちなみに、手首（橈骨と尺骨）が癒合してくると、首に負担が入ってゆきます（専門的には頸椎7番・胸椎1番）。首に負担がかかって、手首の硬直の度合いが増すと、甲状腺の問題が出易くなります。

甲状腺腫のように甲状腺が腫れるのは、手首の癒合のせいで、元をただせば、これも脳疲労です。後ろ手を組んだり（66ページ）、手を組んで一回転させる体操（98ページ）を気長に行なうと良いでしょう。

手首、足首の柔軟性の大切さは何度も前述しましたが、手首、足首の弾力は、腕の橈骨と尺骨、または、脚の腓骨と脛骨の弾力そのものです。

脚の腓骨と脛骨が癒合してくると、男性の場合は前立腺が腫れたり、睾丸（陰嚢）が腫れたり、または、勃起する能力が欠如したり、また、膀胱に問題が出てきたりします（血尿）。女性の場合は、子宮筋腫や、卵巣や子宮の問題が出易くなります。

なかなか妊娠しないというのは、むしろ、男性の行為自体に問題がある場合が圧倒的に多いのですが、腓骨と脛骨の癒合が女性の体にあると、妊娠しづらかったり、すぐに流産ということが起き易くなります（母胎を守るため）。

つまり、手首や足首の弾力は、性の力そのものなのです。

甲状腺の問題を抱える女性が、妊娠しづらかったり流産し易いというのは、血液中のホルモンの分量的な話ではないのです。第1章で述べた骨盤A／B／Cのラインというのは、足首の弾力が現れている場所です。骨盤・肩胛骨・蝶形骨の紙コップ理論の3構造は、全て手首・足首にXの連動性で繋がっています。

妊娠させるために、医者は排卵誘発剤などを患者に入れようとしますが、ホルモン剤はかえって体のバランスをおかしくさせ、ひいては躁鬱の状態に入り易い精神状態を作ってしまうと私は考えます。

臨床経験での話なのですが、流産し易い女性の体の特徴は、右腸骨が緊張傾向で、左腸骨が弛緩傾向です。

これは人の体の典型ですが、流産し易い女性の体は、その特徴が膝に出ます。左膝に特徴的な形が出ます。

〈紙コップで見るXの連動性〉

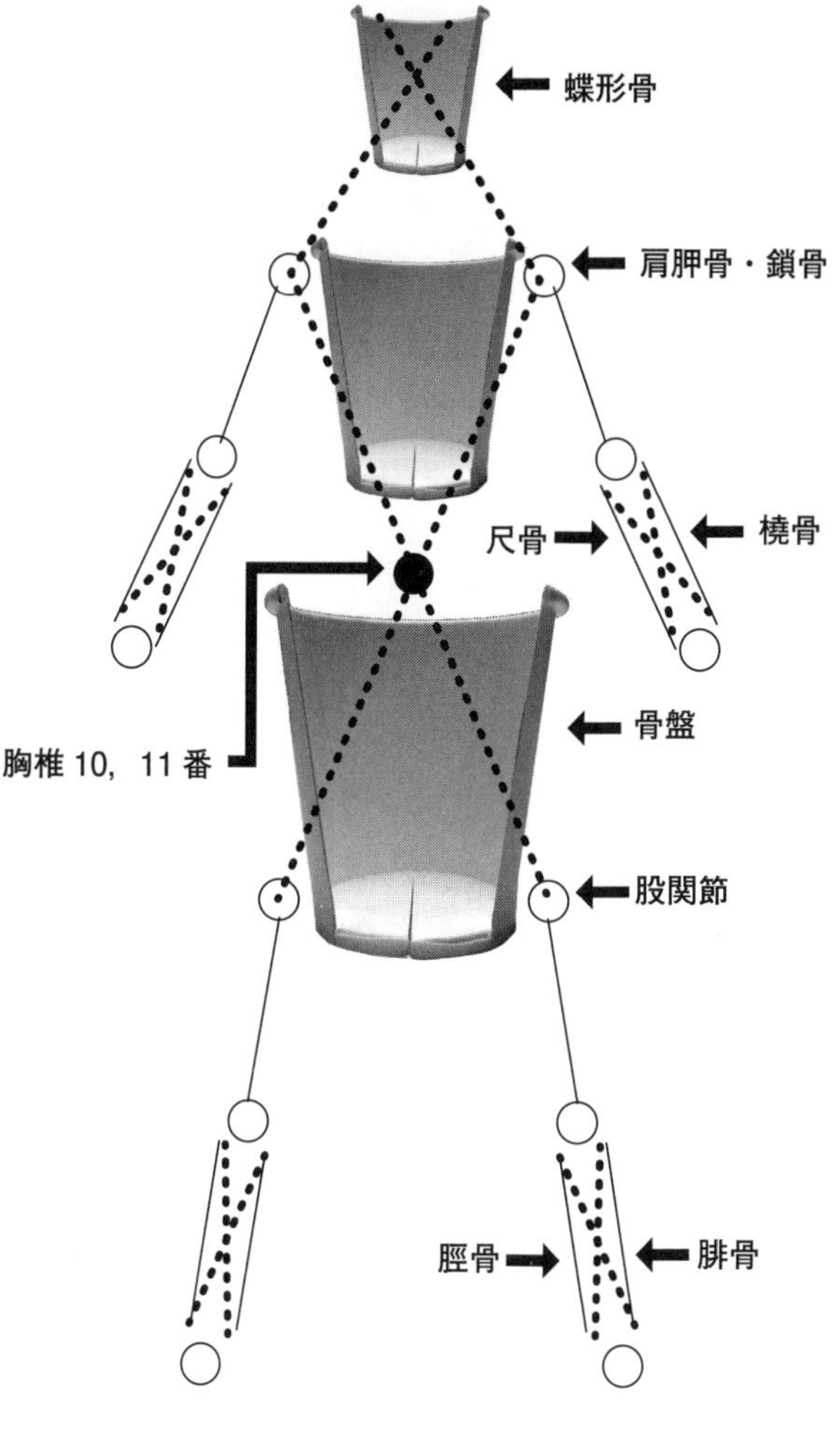

第1章の膝下O脚の項（45ページ）の図にあるように、骨盤の最終的な形は、5～6段階目の、「左股関節に癒着が入り、骨盤全体が右回りに向く」のですが、そうなると、左膝がX脚の傾向に入り、左脚膝下がO脚のようになってゆきます。

こうなると、左の腸骨もしくは左腰が弛緩し、左腰が後弯してくるため、背中側の左腰の付け根がいつも硬直状態になります。そして、膝下O脚の傾向が長い間続くと、徐々に、膝の下内側にこぶ状の塊ができてくるのです。このこぶ状の塊があると、流産し易い体であることの指標になります。

整体の施術を受けに来た中年の女性にたまに見かけるのですが、プライバシーもありますので、見つけた人の全てに聞いて確かめるようなことはしません。しかしながら、どうしても聞かなければならないときもありますので、確かめるとほぼ当たります（これは専門的な事柄ですので、専門家でないとわからないと思います）。

また、左足首にも負担が入っていますので、左腓骨が変位し、左足が内反し、左足首が右足首より太く浮腫み易くなります。

不思議なことに、この塊は人工妊娠中絶の経験がある女性にも出てくるのです。

人の体の典型は右腸骨過緊張で左腸骨弛緩です。だから、左の腸骨が弛緩するという構造的な骨盤のゆがみで流産し易くなると言えばその通りなのですが、それでは、なぜ、人工妊娠中絶の場合も塊が出てくるのでしょうか。人為的に流産させた場合にも、なぜ、同じような塊が出てくるのでしょうか。

そこのところを解明しなければ人の体の謎にアプローチすることができません。

私は思うのですが、人工中絶をせざるを得ない状況というのは、理由はどうあれ、当の女性にとっては大変な悲しみだと思います。流産も同じでしょうが、これは母性の悲しみです。

前述しましたが、体の左側には母親がいます。母親がいて、その延長線上に自分も女であるという母性が体の左にあるのです。すなわち、左腸骨や左股関節は、元々母性の影響下にあります。

これは心の領域、感受性の世界、魂の領域になりますが、母性には包み込む優しさというものがある反面、物の哀れを感じたり、悲しみを多く感じるのが特性だと思います。その母性独特な悲しみが蓄積するのが、左腰であり左腎臓なのです。

つまり、悲しみが左に蓄積したとき、左腸骨は弛緩する傾向を早め、左膝下がX脚の傾向に入るのです。人工中絶という行為自体が肉体的に人体構造を変え、左膝の下内側に塊を作るのではなく……、女性の持っている母性が深い悲しみに包まれることが原因で、その女性の体の方向性を変えてしまうと考えられるのです。

筋肉疲労や年齢的な体の衰えで骨盤が歪むのではなく、そういった西洋医学的な通説ではなく、その女性の心や魂といった精神世界の中の悲しみという感情が左腸骨を弛緩させ、結果的に左の膝下に塊を作るのです。

●亜脱臼性股関節症

女性の亜脱臼性股関節症《あだっきゅうせいこかんせつしょう》は、今までの私の現場経験だと左股関節に多いのですが、成人して、30才～40才から徐々に股関節が癒着し出し、痛みで歩きづらくなるケースがあります。

このような傾向の女性に僭越ながら話を聞くと、母親のお腹の中にいるときに、父親が母親に暴力をふるっていたり、父親が酒乱だったり、父親に経済能力がなく困窮して生活が大変だったり、母親が大変な思いをして生活していた経緯が多くあるのです。

お腹にいるときから、赤ん坊は母親の悲しみを既に感じ取っている、と私は思うのです。母親の悲しみは自分の左股関節にも投影されるわけです。

母親の悲しみは自分の母性の悲しみの原型を作ってしまう。それが成人してから左股関節を癒着させてゆく要因だと私は考えます。母親の精神疲労が子供の体に移行してしまう訳なのです。

もちろん、右股関節が癒着してくる女性もいます。

右側というのは父親です。人の体は本来まっぷたつにはできません。左も右の影響を受け、右も左の影響を受けますので、相乗効果的に互いに変化してゆきます。

しかしながら、人の体は右側のエネルギーが主導的に働きます。蒸気機関車の炉のようなもの、車のエンジンのようなものとしてのイメージです。父親はそんなイメージではないでしょうか。

左（母親）が悲しみとしたら、右（父親）は怒りです。体の右側に配置される肝臓は、怒ると腫れてくるのです。

怒りの感情が激しいと、右の腸骨の硬直を経由して右股関節に問題が出易くなります。例えば、怒りながら自棄酒（やけ酒）を飲んでいると肝臓が腫れます。

痛風が、右足の親指が痛むことが圧倒的に多いのは、肝臓の腫れがあるからで、プリン体とかの問題ではありません。怒りの傾向が強いと、右足や右腰、そして、右股関節が硬直を起こし易くなるのです。

成人した女性が右股関節が癒着したりするのは、やはり、父親の存在が後ろに隠れている場合が多いのです。

暴力的な父親、酒乱の父親、左股関節の問題とよく似ていますが、そういう父親に対する怒りの感情が強いのです。悲しみよりむしろ怒りです。これもひとつの脳疲労の形です。

右足の指や右脚、もしくは、右膝、右股関節に問題が出ると、右脚の腓骨が歪んでいることになります。右の外踝《そとくるぶし》が後下方に変位してきます。

そして、71ページで前述しましたように、右膝下三分の一外側の腓骨のラインに圧痛点が現れたときに、肝臓疲労から内臓に炎症性疾患が出易くなります。

血尿が出たり、腫瘍ができたりします。それを病院へ行って癌だと言われることが多いのです。

しかしながら、血尿が出ることが悪いのではありません。腫瘍ができることが悪いのではないのです。肝臓の疲労（脳疲労）から骨盤に左右差が起こり、腓骨の変位に流れ、それが体の捻れにロックをかけてしまう。そのことの結果にすぎません。

癌とは怒りである

さて、ここまで健昴会整体学の考え方を述べてきましたが、内容があまりにも西洋医学と違うので驚かれたと思います。また、他の整体とも違うので当惑する人も多いかと思います。

私が整体の世界に入ったのは、西洋医学以外で人の体を総合的に研究しようと思ったからなのですが、当時の整体の世界は、テクニックを教えることばかりで、病気になる理由や原因について教えてくれるということは全くありませんでした。当然と言えば当然なのですが。

そこで、個人的に整体の施術所を立ちあげ、病気になる理由を研究しようと思いました。そして、癌その他の難病といわれる病気になるひとつの理由に突き当たりました。

最後にどうしてもこの事柄を書かねばなりません。

今まで述べてきましたように、病気の体は捻れています。腎臓・肝臓をXの中心にして、捻れています。そして、骨盤・肩胛骨・蝶形骨が歪んでいます。その延長線上に、腕の橈骨と尺骨、脚の腓骨と脛骨の硬直（癒着）が起きています。そのゆがみの最も酷い状態が癌なのです。癌の体は、胸郭が捻れ骨盤も捻れています。

実は、私が整体をやろうと思ったひとつの理由に、癌はなぜできるのか、ということを解明したかった、ということがあります。

老人になってから発症する癌は、老化現象によるものだとも考えられますが、まだ若い30～40代で癌になるのはなぜなのか、これを解明したかったのです。

最近の病院の傾向として、少しでも疑いがあればすぐに癌だと決めつけて、すぐ手術して切ってしまうので、それが本当の癌だったのかという疑いがある人も非常に多いのが現実です。

さらに、早期発見、早期治療が癌の治療方法と皆が考えていますので、癌患者は増える一方です。

癌と診断されたら、ほぼ過半数の人は抗癌剤を入れ、もしくは、放射線治療を受け、そして、手術します。

過去に、そのような西洋医学的な治療を受けながら、私の所に整体を受けに来た人は何人かいました。しかし、そのような人たちも、強い抗癌剤に切り替えたり、手術を受けた途端に体調が激変し、二度とお会いできなくなるケースがほとんどでした。それがあまりに悲しいものですから、あるときから抗癌剤を入れたり薬物療法をしている人は、私は整体の指導は最初からお断りすることとしました。

それはさておき、今まで人の体を見てきて、不思議に感じていることがあります。

それは、橈骨・尺骨、そして、腓骨・脛骨の酷い硬直があるにもかかわらず、癌にはならない人や、また、逆に、比較的に体操がほとんど全てできるにもかかわらず、急に癌になってしまった人がいたのです。

私の理論だと、尺骨や腓骨のロックがかかれば、全て癌になってしまうはずではないか、そのように考える人は多いでしょう。

しかし、四肢がそれほど硬直していない人が癌になり、酷い硬直があるにもかかわらず癌にはならない人もいる。これは一体何の違いなのか？

私はあることに気づきました。

①体というものは、何かを犠牲にして自分の命（心）を守ることをする。
②癌は、発症した部位単独が原因のものではない。
③ある感情が肝臓を腫らし、体を捻らせ、それが体にロックをかけている状況がある。

守るべきものは自分の命です。自分の命がなくなったら終わりです。その命を守るために、トカゲのしっぽ切りのように、その他の場所に病気を作り、手術で自分の肉体や臓器を取り除くことをする人は、現実にいるのです。

例えば、糖尿病患者のように、脚が腐り、脚を切断する例。

糖尿病の人は腕も脚も硬直の酷い状態の体です。まさしく癌の体です。しかし、癌にはならず、糖尿病という形に現れ、腰から下の流れが悪くなり脚が壊疽《えそ》をおこすため、手術で脚を切断して、それで自分の命を守るのだと私は考えます。


さて、内臓や肉体の一部を切り捨てて、何を変えようとしているのでしょうか。もちろん自分の命を守っていることは確かですが……、この問題は後述いたします。


ある日、乳癌を見てくれないかという女性がやって来ました。その人は抗癌剤や放射線治療は一切していませんでした。

体操をやってもらうと、体が全体的に柔らかく、後ろ手を組む体操もなんなくこなします。右股関節が少し硬い程度です。しかし、最近、歩くときに右脚の股関節が少し痛むときがあると言います。

後ろ手組みができますので胸郭の捻れはほとんどないはずです。「では、どうして乳癌なのか?」と思い、右脚の腓骨の可動性をみたところ、右脚の足首が硬直しているのです。

その人は、元々、右腓骨に硬直が入っていて、右足首、及び、右股関節が癒着傾向の体でした。右脚というのは父親の存在が影響していることは前述しましたが、この方もそうなのではないかと思い、私は聞いてみました。

「失礼ですが、お父さんはどんなお父さんですか?」

彼女は言いました。

「酒乱の父親で、母親に対しても暴力をふるっていました」

彼女は小さい頃から、父親から、相当な精神的ストレスを受けていたようです。

つまり、現在の主訴は乳癌ですが、しかしながら、小さい頃からの父親に対するストレスが、右の股関節に入り、それがために、右腸骨が過緊張状態になり、骨盤を歪めさせ、それによって胸郭に左右差が生じ、乳癌ができたのです。私はそのように思いますと、彼女に告げました。

彼女は目に涙を溜め、それに納得したようでした。

彼女の乳癌の大元は、右股関節だったのです。そして、父親だったのです。

体が捻れる場所はXの連動性の中心である胸椎8，9，10，11番の右です。背中の右側が硬直してきます。

ここは、肝臓と腎臓が支配しています。怒りが肝臓を腫らすことは前述しましたが、怒りという感情は、実は体を捻れさせる大元なのです。悲しみは左で心臓の系統です。

怒りと悲しみは表裏一体ですが、癌ができるということは、右の系統の力の影響が大きいと言えるのです。

つまり、癌というのは、怒りなのです。心の中の、怒りを解消できないから癌になるのです。食べ物のせいでも、遺伝のせいでも、体質のせいでもないと私は思います。

基本的には小さい頃からの両親に対する怒り、特に父親に対する怒りですが、成人しても、人間関係での怒りは、癌の大きな要因だと思います。

若くして癌になってしまった人の話を聞いてみてください。実際、なかなか口に出しませんが、誰にも言えない怒りが心の中に渦巻いているはずです。

「許せない。絶対にあいつは許せない」と、おも

〈捻れの起点である胸椎8,9,10,11番の右〉

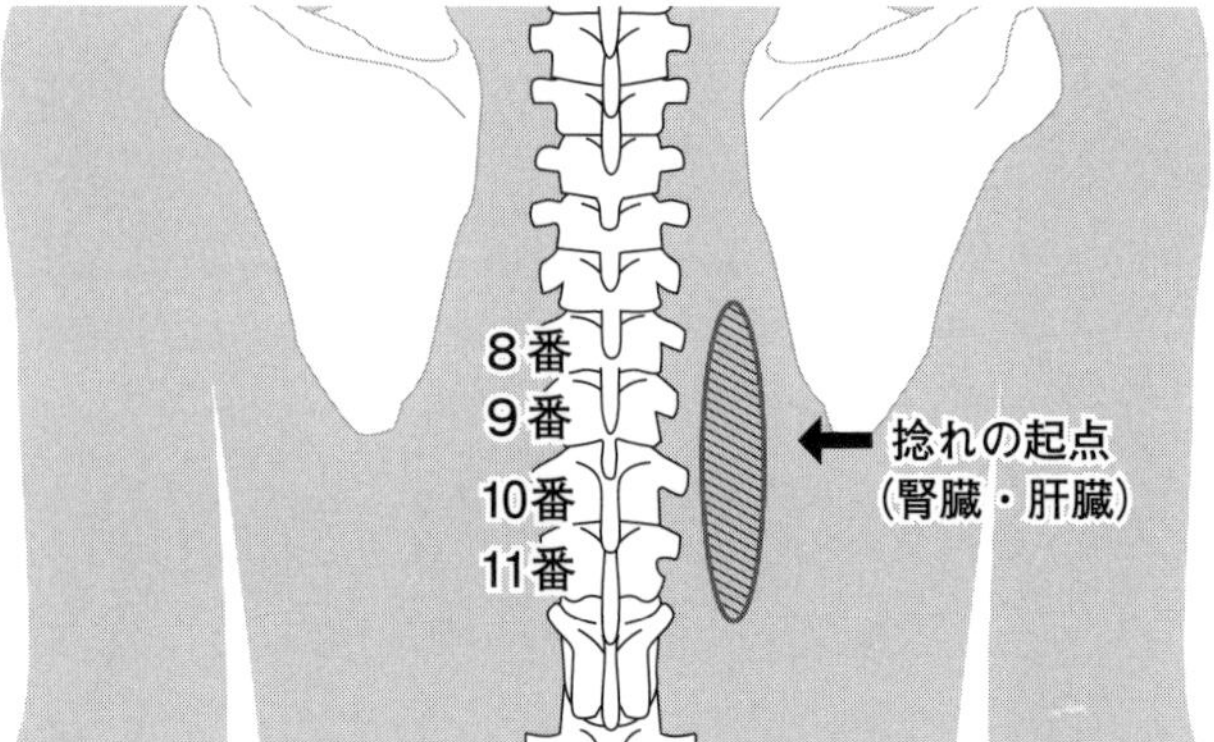

むろに口に出す人がたまにいます。こういう人が癌傾向の人です。しかし、まだ口に出すだけ良いでしょう。通常は心の中に隠していますから。

女性の場合、男性（異性）というのは自分の父親が原型で、付き合ったり結婚する男性の後ろにある基本形が父親だと思います。また、その逆に、酷い仕打ちをされた父親だったら、反面教師的に男は皆父親みたいな物だと基本的に考えるでしょう。ですので、彼氏や旦那に対する怒りは癌の元になります。

怒りも悲しみも当人にとってはとても辛い状況です。それではどうしたら良いのか、ということになります。また、前例で言えば、自分の肉体を切り捨てて、本人は何を変えることができたのでしょうか。自分の肉体の一部を切り捨てて、何を変えようとしたのでしょうか。

脳疲労は、不安から始まる

まず最初に、自分の肉体の一部を手術によって切り捨てる行為は、当人の感情的世界の変化を引き起こすと私は考えます。

自分の肉体を切り捨てることによって、心が変わるのです。ある感情が変化するのです。手術というのは、医学的には、外科的に悪いと判断された臓器を取り除くことですが、そもそも自分の肉体は親からもらった物です。自分が作ったものではありません。

中には「いや、この体は自分が一生懸命運動して、栄養も一杯とって作り上げたのだ」と言う人もいるかもしれません。しかしながら、その大きくなった体の原型は親からもらったものであるはずです。

任侠の世界で、小指を切らせる〈指詰め〉があります。小指がないと握力がなくなり物をうまくつかめませんから、今後刃物を持たせないため小指を切るというのが通説ですが、そもそも小指は母親なのです。母親に誓って、〈ゆびきりげんまん〉をするのです。小指を切断した任侠の人は、自ら母親を断ち切ってしまったということになります。

手術しても、それから長生きをする人は多く、また、ここを切っては今度はこちらというように、何回も手術をしているにもかかわらず、本人はケロッと元気でいるという例も珍しくはありません。

私は、切り捨てることによって悲しみとか怒りとか感情の世界を変化させている、または、そういった感情の世界を切り捨てていると考えます。

つまり、人の体、または、臓器には、感情的な世界が蓄積されているのです。それも父親と母親の存在が基本となった感情の世界です。

自分の体の中にある臓器には、その裏には、父母が隠されているのです。

内臓というのは、単に、消化吸収をしたり、栄養を蓄えたり、ホルモンを分泌するという役割がある場所ではないのです。西洋医学の世界では、そのように単純に考えていますが、本当はそれは表面的なことに過ぎないと言えます。

つまり、体が柔らかく、橈骨・尺骨、もしくは、腓骨・脛骨も比較的柔軟性があるのにもかかわらず、突然、癌になる人は、怒りの感情が噴出したか、これ以上、怒りに耐えられなくなったかの状況があると考えられます。

また、酷い硬直があるにもかかわらず癌にならない人は、様々な病気に入り、手術で体や内臓の一部を切ったり、または、薬を入れ麻痺させて、怒りの感情を解消させているのです。

自分の体というのは何遍も言いますが、親からもらったものです。ですので、切る取るというのは、親からもらった物を捨てるという行為になります。ですので、親の存在を自ら捨てる行為とも言えるのです。根本の怒りの元が親ならば、切って捨てて怒りの元を親共々捨て去って、怒りの感情を変化させているのです。

私事で恐縮ですが、私は2才くらいのときに鼠径ヘルニア（脱腸）の手術をしたことがあります。もちろん記憶にはありませんが、今でも左の下腹に切った跡があります。単に塞いで縫う程度の手術だったと思いますが、大人になってから左股関節に不調が出易くなり、左鼠径ヘルニアとの関連を考えました。

左鼠径ヘルニアというのは、左腰が後弯し、左腓骨が変位したときに起きます。私は2才当時からそのような体だったのです。

やはり、原因は当時の家庭環境にありました。母親の愛情に飢えていたこと、また、当時、母親の精神疲労があったことは事実だと思います。

後に、母親は私が小学生の5、6年のときに、子宮筋腫で子宮を全摘しました。

左は母親の系統ですので、母の愛情ほしさに私の左腰はおかしくなったと言えるでしょう。左鼠径ヘルニアというのは私の場合、そのひとつの表現だったのです。怒りではなく、この場合、悲しみと言えます。切って塞いで悲しみを訴えていたと言えます。

しかしながら、これも脳疲労です。2才にして私は脳疲労だったのです。

私の場合、左腓骨の変位が左鼠径ヘルニアを作りましたが、前述した腕の橈尺骨癒合症と意味合いとしては全く同じなのです。現れる場所が違うだけで、本質は同じと言えます。

ちなみに、大人になってから右鼠径ヘルニアになるというのは肝臓の系統です。怒りの領域ですので、癌傾向の体に近いとも言えます。


さて、それではどうしたら良いかということになります。

私は、不安という感情があるから、人の体は、歪み、癒着し、硬直するのだと思います。そして、不安はネガティブ（否定的）な想像を生みます。ネガティブな想像は、さらに、ネガティブな言葉を生みます。

例えば、「それはできない」「それは無理」、などと簡単に言う人がいますが、そういうネガティブな言葉は、他に依存し、責任転嫁する格好の言い訳になります。それが停滞を生むのです。その停滞が病気なのです。

流れとして表すと、次のようになります。

人の持つ感情（怒り、悲しみ、愛）
↓不安
↓ネガティブな想像（ネガティブな言葉）
↓停滞（病気）

人は、怒りや悲しみ、そして、愛という特別な感情を持つ動物です。その裏にも、もちろん、両親の存在があります。このような複雑な感情があるから不安になるとも言えます。不安は脳疲労です。しかしながら、そういった感情の全くない人などこの世にいませんから、怒り悲しみの悶々とした世界の中で悩んで、しかも、病気になってしまう人はたくさんいます。

それではそういった人はどうしたら良いのか、それが最大の問題なのです。

断捨離、そして、許

「私は治るでしょうか?」

よく問われる言葉ですが、この言葉の裏には不安というものがあります。今後、良くなるのか、痛みはなくなるのか、不安が充満しています。

繰り返しになりますが、この、人だけが持つ不安という感情は、停滞を意味するのです。そこに留まることです。

そこに留まるということは、痛みが永遠に続くことを容認することになります。病症は永遠に続くということになります。

誰もがそんなことは望んでいないはずですが、日々の体調が悪いのが続く(または、日々、体が痛いのが続く)のは、そこに留まっていることなのです。そこに留まっていたいという欲求が心の奥底で生まれているからなのです。これは、ネガティブな想像から生まれた不安(脳疲労)が常にあるから、そこから抜け出すことができないということなのです。

では、その不安をなくすにはどうしたら良いのでしょうか。

これから申し上げることはとても重要なことです。

まず、やらなければならないことは、〈荷物〉を捨てていくことです。

荷物というのは、目に見える家の中の要らない荷物はもちろんですが、最終的には、目に見えない精神的な荷物を捨てていくということです。ゴミを捨てるのです。

それが、不安という感情を呼び起こさない第一の方法なのです。そこから始めなければなりません。

溜め込んだ荷物が多いと、現状に留まることしかできなくなります。

捨てることができないから、不安というネガティブな感情が生まれるのです。溜めてゆく一方だから不安が次々と生まれるのです。捨てられない人ほど不安なのです。

お金持ちは、貯めたお金がなくなるのが不安で不安でしょうがありません。ゴミ屋敷の住人は、不安で不安でゴミでもいいから集めてしまいます。

形として目に見える荷物を、これは必要な物、これは要らない物、と区別して捨てていくだけで心の在りようが変化してきます。

断捨離、この言葉にこそ健康な生活のエッセンスが隠されています。

現代人は、物を溜め込みすぎて捨てられないのです。精神的な荷物（ゴミ）も溜め込みすぎて捨てられないのです。だから不安が続くのです。病症が長引きます。

断……これは自分にとって大切な物か必要な物かを判断する。決断する。
執着する自分の心を断ずる。

捨……不必要な物を捨てていく。身の回りに溜めておくに値しない物を捨ててゆく。
執着する心を捨ててゆく。

離……荷物だらけの世界から離れる。
自分の執着する心から離れる。

まず、最初に、身の回りの物を整理し捨ててみてください。いかに要らない物が多いか、ゴミを溜め込んでいたかがわかるはずです。大切な物などほんの僅かしかないことがわかるはずです。

捨てれば捨てるほど、それがわかるはずです。

本当に大切な物がわからないから不安になるのです。

そして、ネガティブな言葉は決して口にしないように心がけましょう。

言葉には言霊があるのです。「それはできない」、「それは無理」、そのような言葉を発すれば、永遠にできないし、無理なままです。永遠に停滞します。自分で自分の諦めを容認していることになります。

否定的な言葉を発すれば、人はその人から去って行きます。自分の体も去って行きます。そして、病気になります。

そして、最後に、許すのです。

自分を苦しめた全てを許すのです。

許……自分を苦しめた両親がいればそれを許し、その親に対する執着心も断捨離の後に許す。

そうすれば、自然に、愛が生まれます。
病気になる前提要素は、これで全てなくなります。
「私は治りますか」ではなく、「私は治る」のです。
人の体は自然であれば、治る、のです。

おわりに

人間はこの3次元に存在する肉体を持つ物体ですので、体には、病気というゆがみの特徴が必ず現れます。そのゆがみが最終的に集約する場所こそ、腕の尺骨、脚の腓骨であり、胸椎10，11番であるということ。そして、まず、この場所を改善しなければならないということを本書の冒頭で述べました。

そしてそのためには、横隔膜という場所に目をやらなければいけない、ということも述べました。

しかし、結局、その人の精神的な世界、心の世界に入らないと、どうしても、その人の病気の本質にはたどり着けないというのも事実なのです。

今まで私の書いた本は、体の連動性を主題に体操に重きをおいていましたが、本書の後半では、一歩踏み込んで、人の体と感受性の成り立ちの根本について書いてみました。

実は、この事は、私の考える整体学の一番重要な部分でもあります。

また、2020年はじめから、世界中に新型コロナ禍が巻き起こりました。

本当の健康とは何か、本当の幸せとは何か、を再考しなければならない時代の到来だと考えます。

この日本では、重い持病のある寝たきり患者が入院しているという病院が現実に多くあります。そういった死ぬ確率の高い病人や老人が、院内感染によって真っ先に亡くなり、また、高血圧症や糖尿病や癌治療を行なっていたりという、ほぼ毎日薬を服用してきた人たちが、このたびの新型コロナによって亡くなりました。

人の体の原理原則に立ち戻らなければいけない時代が来たと思います。

幸せな生活、幸せな人生を築くためには、健康な体と健康な心がなくてはならないのです。常日頃から健康な心と体というものを模索することこそ、ウイルスや疫病に対処する本当の方法なのです。コロナ対策をするのではなく、コロナが来ても何が来ても、真の健康法を見つけていれば、何の狼狽（うろたえ）もないのです。

第2、第3のコロナはいずれ必ずやってくるでしょう。それにビクビクして何の幸せがあるのでしょうか。

自分の体は自分で守らなければならないのです。

この度、本書ができるまで多くの時間を割いていただきました彩図社編集部の大澤泉様には本当にお世話になりました。お力添えに深く御礼を申し上げます。加えて、健昴会整体学を支持して頂いている全ての方に感謝申し上げる次第です。

ありがとうございました。

令和二年九月　健昴会・ＦＰＭ整体体操研究所　代表　宮川眞人

●ご注意

本書の内容は、著者が個人的な経験を元に研究し著作したものです。本書に対するご意見への返答はいたしかねますので、どうぞご了承ください。

健昴会・FPM整体体操研究所では、個人整体指導を予約制で受けつけていますが、現在、血圧降下剤、ホルモン剤、血糖値を下げる薬、ステロイド剤、抗がん剤などの薬剤を服用、または、使用している方の受付はご遠慮申し上げております。詳しくは、ホームページ（からだそだて　整体学の健昴会）をご覧ください。

健昴会・FPM整体体操研究所への問い合わせ

〒151－0063
東京都渋谷区富ヶ谷1－8－4
千田マンション203号
TEL／FAX　03(3460)5435

【著者略歴】

宮川眞人（みやがわ・まこと）

1962（昭和37）年東京・新宿区生まれ。
早稲田大学第二文学部東洋文化専修卒業。
「身体論の構築と、自らの実践による証明」はライフワーク。
その研究の一環として、1998年、整体の施術所を東京・代々木八幡に開設。
現在、健昴会・FPM整体体操研究所代表。

体操モデル：ＲＩＬＡＫＯ

ゆがみを直す 骨盤体操

2020年11月19日　第1刷

著　者　宮川眞人

発行人　山田有司

発行所　〒170-0005
株式会社　彩図社
東京都豊島区南大塚3-24-4
MTビル
TEL：03-5985-8213　FAX：03-5985-8224

印刷所　シナノ印刷株式会社

URL　https://www.saiz.co.jp　https://twitter.com/saiz_sha

ISBN978-4-8013-0485-7　C0047